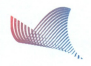
科普中国 CHINA SCIENCE COMMUNICATION ·肿瘤防控科普丛书

 中国癌症基金会 Cancer Foundation of China 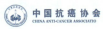 中国抗癌协会 CHINA ANTI-CANCER ASSOCIATIO

丛书主编　支修益　田艳涛　樊挚敏　秦德继

全面说 肺 癌

支修益　胡　瑛　主编

中国科学技术出版社

·北 京·

图书在版编目（CIP）数据

全面说肺癌 / 支修益，胡瑛主编 . —— 北京：中国科学技术出版社，2023.8（2024.4 重印）

（科普中国·肿瘤防控科普丛书 / 支修益等主编）

ISBN 978-7-5236-0200-3

Ⅰ . ①全… Ⅱ . ①支… ②胡… Ⅲ . ①肺癌—诊疗—普及读物 Ⅳ . ① R734.2-49

中国国家版本馆 CIP 数据核字 (2023) 第 069083 号

策划编辑	宗俊琳　王　微
责任编辑	王　微
文字编辑	冯俊杰
装帧设计	佳木水轩
责任印制	李晓霖

出　　版	中国科学技术出版社
发　　行	中国科学技术出版社有限公司发行部
地　　址	北京市海淀区中关村南大街 16 号
邮　　编	100081
发行电话	010-62173865
传　　真	010-62179148
网　　址	http://www.cspbooks.com.cn

开　　本	889mm×1194mm　1/32
字　　数	89 千字
印　　张	6.5
版　　次	2023 年 8 月第 1 版
印　　次	2024 年 4 月第 2 次印刷
印　　刷	北京盛通印刷股份有限公司
书　　号	ISBN 978-7-5236-0200-3/R·3076
定　　价	48.00 元

本书编委会

内容提要

　　本书为"科普中国·肿瘤防控科普丛书"之一，是一部有关肺癌治疗新进展的科普读物，由胸外科、肿瘤内科、放疗科、影像科、病理科、中医科、心理学、康复医学等领域专家联合编写。书中所述涵盖了肺癌的预防、筛查、诊断、治疗、康复五大方面，可帮助读者全面了解肺癌这一发病率及死亡率均位居我国恶性肿瘤第一位的癌症，同时对肺结节相关知识及肺癌治疗中如何选择中西医治疗等令许多人困惑的问题也做了详细介绍。本书内容详细、阐释简明，知识性与趣味性兼备，既可为普通读者提供丰富的肺癌相关科普知识，又可作为社区或基层医务工作者的肺癌诊疗参考资料。

肿瘤一直是危害人类健康的重大疾病，21世纪以来，我国肿瘤的发病率和致死率逐渐上升。随着医学及其技术的进步，肿瘤已逐步成为"可防可治"的疾病。

当前，恶性肿瘤的发病率持续上升，普通民众的疾病知识与健康意识仍普遍不足，因此民众对肿瘤科普知识的需求越来越迫切。面对肿瘤，民众大多存有畏惧心理，主要根源在于普通大众缺乏肿瘤防治科普知识，往往抱有侥幸心理，祈祷疾病不要降临己身；又出于恐惧对医院望而却步，错过最佳的治疗时机。

国内外相关研究显示，30%的肿瘤能通过健康科普宣传、改变或改善不良生活方式获得有效防控。健康科普宣传对预防肿瘤发生、降低发病率和死亡率、提高病患生存质量具有重要作用。因此，肿瘤防治科普工作刻不容缓。

肿瘤防治，科普先行。科学严谨、紧跟前沿、知识准确、通俗易懂是民众对健康科普的基本要求。

作为我国肿瘤学领域历史最悠久、规模最大、水平最高、影响力最强的国家一级协会，中国抗癌协会一直以来非常重视癌症防治科普宣传，早在 2018 年就成立了我国肿瘤科普领域第一支专业团队——中国抗癌协会肿瘤防治科普专业委员会。通过组建肿瘤科普专家团队、发展肿瘤科普教育基地、打造肿瘤核心科普知识库、开展多种科普主题活动、制定肿瘤科普指南、助力青年医师科普能力培训等方式，持续、系统地输出科学准确的肿瘤防治科普内容，为健康中国贡献肿瘤医学界的集体力量。

2022—2023 年，中国抗癌协会组织 131 000 余位权威专家，集体编写完成我国首部《中国肿瘤整合诊治指南（CACA）》（以下简称《CACA 指南》），共计 800 余万字，覆盖 53 个常见瘤种（瘤种篇）和 60 项诊疗技术（技术篇），共计 113 个指南，横纵维度交叉，秉承"防筛诊治康，评扶控护生"十字方针，聚焦我国人群的流行病学特征、遗传背景、原创研究成果及诊疗防控特色，纳入中国研究，注重中国特点，兼顾医疗可及性，体现整合医学思维，是兼具中国本土特点和国际视野、适合中国人群的肿瘤指南体系。

健康科普类图书作为我国传播健康知识的有效途径之一，承担着普及健康知识、改善健康观念和保持健康行为的重要责任。此次由中国科协科普部指导、中国癌症基金会和中国抗癌协会组织编写、中国科学技术出版社出版的"科普中国·肿瘤防控科普丛书"以"肿瘤防治，赢在整合"的整合医学思想为指导，以《CACA指南》为依据，聚焦重点、关注热点、普及要点，以"防筛诊治康"为核心理念，以"评扶控护生"诊疗新技术、治疗新进展为主线，以社会医疗问题和患者健康问题为导向，制止流言、揭穿谎言、粉碎谣言，将民众对肿瘤防治知识的渴望和基层临床医生对肿瘤诊疗新技术、新药物、新规范的需求推进落地。

丛书的各分册由相关领域学科带头人牵头，凝聚了大量临床一线知名专家的智慧和心血。丛书内容优质、特色突出、吸引力强；语言简洁明了、生动有趣；编写结构新颖、形式活泼，带给读者轻松阅读的良好体验，且不失领域内的学科深度；有根有据，理论联系实际，使读者一看就明白，并能与自身情况相联系，推进自我健康管理与常见肿瘤防治，让民众理性识瘤、辨瘤，不盲目恐慌，充分激发科普宣传的主动性和创造性，真正造福广大民众。

在此，感谢所有参与编写的专家、出版发行机构为增强民众防治肿瘤的信心所做的努力、给予肿瘤防治研究与科普宣教的支持、为国家健康事业作出的贡献！

中国抗癌协会理事长

健康是促进人的全面发展的必然要求，是经济社会发展的基础条件，是民族昌盛和国家富强的重要标志，也是广大人民群众的共同追求。习近平总书记在党的二十大报告中强调指出，要"推进健康中国建设""把保障人民健康放在优先发展的战略位置，完善人民健康促进政策"。健康既是一种权利，更是一种责任。维护自身健康是个人的首要责任，需强化自己是健康"第一责任人"观念。

为践行《"健康中国 2030"规划纲要》，2022 年 5 月 31 日，国家卫生健康委网站刊载了由中宣部、中央网信办、广电总局等 9 部委联合发布的《关于建立健全全媒体健康科普知识发布和传播机制的指导意见》（以下简称《意见》）。

《意见》的总体要求包括以保护人民生命安全、增强人民身体健康为出发点，以公众健康需求为导向，增加权威健康科普知识供给，扩大健康科普知识的传播覆盖面，为人民群众准确查询和获取健康科普知识提供便利，提升健康意识与素养。同时，提升健康信息的质量，发挥健康科普专家的作用，遏制虚假健康信息，净化健康科普知识传播环境。

根据《意见》，卫生健康行政管理部门应当加大健康科普知识供给力度，支持并鼓励医疗卫生行业与相关从业人员创作和发布更多、更优质的健康科普作品。

肿瘤科普，刻不容缓。

基于此，在中国科学技术协会科普部的指导下，中国癌症基金会与中国抗癌协会携手合作，牵头组织国内肿瘤防治领域权威专家，共同编写了"科普中国·肿瘤防控科普丛书"。

丛书聚焦我国常见的恶性肿瘤，邀请我国肿瘤防治领域学科带头人担任各分册主编和副主编，主要集中于我国高发病率和高致死率前十位的癌种，每个癌种独立成册。

丛书聚焦重点，关注热点，普及要点，以《中国肿瘤整合诊治技术指南（CACA）》的"防筛诊治康，评扶控护生"为主线，以社会医疗问题和患者健康问题为导向，以癌症领域的药物新研发、诊疗新技术、治疗新进展为主线，真正反映当前癌症各专业领域诊疗科普知识的"最新版"，本着"及时制止流言、科学揭穿谎言、彻底粉碎谣言"的初衷，将民众对癌症防治知识和康复知识的渴望和基层临床医生对于癌症诊疗新技术、新药物、新规范的需求推进落地。

再次感谢各分册主编和编写人员的倾心投入和大力支持，感谢中国科学技术出版社的鼎力相助。相信此套丛书的出版将大力助推传播防癌、抗癌新知识，帮助患者树立战胜癌症的信心，普及科学合理的规范化治疗方法，希望能够对民众、尤其是肿瘤患者及其家属有所帮助，真正做到坦然说癌，科学规范治癌。

当前肿瘤防治的新知识不断涌现，限于篇幅，丛书中可能存在一些疏漏或不足之处，敬请广大专家、同行不吝给予指正。

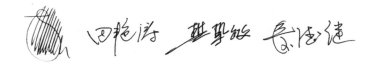

健康工作的目标是实现老百姓高质量的幸福生活，而目前作为在我国各种恶性肿瘤中发病率排名第一的肺癌，无时无刻不在威胁着人民群众的健康。由此可见，努力普及肺癌相关医学知识，提高老百姓对肺癌的认识，进而提升对各类肺结节乃至胸部疾病的认知，就显得尤为重要。全国众多医疗机构和肺癌专家为此做着不懈努力，北京胸科医院也不例外。作为一家以肺癌诊疗见长的市属医院，北京胸科医院近年来在肺癌的早筛、早诊、早治方面积极探索，不断实践，与兄弟医院各位同仁一道，总结出很多宝贵经验。

本书作为"科普中国·肿瘤防控科普丛书"的肺癌分册，无疑将提升广大群众对肺癌的认知，也会为肺癌患者更好地进行治疗康复提供必要的知识积累。我们相信，通过大家共同努力做好科普，更多的百姓会较之以往更加重视胸部疾病，更加重视肺癌的筛查和肺结节的诊疗，做到尽早发现，尽早治疗。科学的认知会让广大患者不再盲目焦虑，不再盲目接受过度检查、过度治疗，同时减少各种延误所致的诊疗风险，为患者、为家庭、为社会带来显而易见的好处。

受邀作序，实属有幸。借此机会，我对担任本书主编的支修益教授和胡瑛主任，对所有参与本书编写的包括北京胸科医院诸多肺癌专家在内的全国各兄弟医院的同仁们，对大家的无私奉献和努力付出表示深深的敬意和衷心的感谢！同时，真心希望更多的专家学者能够助力科普工作。大家携起手来，关注肺癌，关注科普！

首都医科大学附属北京胸科医院　　
北京市结核病胸部肿瘤研究所

目　录

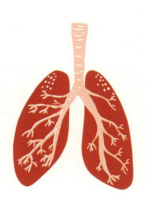

第1章
关注三霾，远离五气，
有效预防

　　随着我国人口老龄化的加剧，城市工业化、城市现代化进程的加快，农村城镇化、农村现代化的转型，医学现代化进程的加快和人们健康意识的增强以及胸部 CT 的推广和广泛使用，更多的肺部小结节走进我们的视野，使人们开始关注环境对肺健康的影响。我们提出关注"三霾"远离"五气"的概念，希望社会共同关注肺癌—这个被"气"出来的病。

一、烟草对健康的危害

（一）一手烟对健康的危害

烟草燃烧后约产生 7000 多种化学物质，其中几百种有害物质，明确的致癌物质达 69 种。吸烟是明确的肺癌致病因素之一。吸烟总量与肺癌的发病相关，吸烟指数超过 400 的烟民，为肺癌的高危人群。

吸烟人群中肺癌的发生，与下列因素有关：①烟龄超过 30 年；② 20 岁以下开始吸烟；③戒烟时间少于 15 年；④吸烟指数超过 400（吸烟指数 = 平均每日吸烟支数 × 吸烟年数）；⑤有慢性支气管炎或其他肺部疾病病史，而且长期吸烟；⑥长期暴露于"二手烟"或"三手烟"环境。

（二）躲不过去的被动吸烟

"被动吸烟"也称"二手烟"，长时间暴露于"二手烟"环境中也会影响肺健康，诱发肺癌的发生。

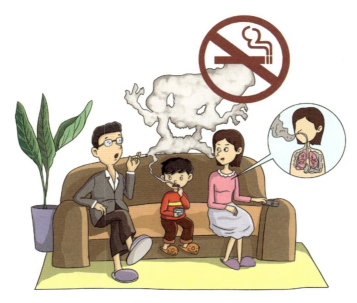

"二手烟"的危害不容忽视

调查显示，在中国，被动吸烟的受害者高达 7.4 亿，其中大多数是女性和儿童，尽管他们自己不吸烟，但经常在家庭、公共场所、办公场所等地遭受"二手烟"的侵害。虽然没有直接吸烟，可是被动吸入人体内烟草燃烧物，依然对身体造成危害。不吸烟者和吸烟者在一起生活或者工作，每天暴露于烟雾环境中超过 15 分钟，时间达到 10 年及以上，其健康危害等同于吸烟。这也解释了一些与吸烟者共同生活的中老年女性，患肺癌的概率比常人高出 6 倍。

（三）你知道"三手烟"吗

"三手烟"的健康危害极易被忽视，但在日常中却广泛存在。密闭环境中烟草燃烧物不能被及时清除，有害物质会滞留在物品及人体表面，这些有害物质与空气中某些物质结合而产生致癌的亚硝酸类物质；人因接触到这类物质，健康受到危害。比如在出租车、餐厅和旅店，前一批客人吸过烟，燃烧物没有被清除；或在家庭起居室、卧室里吸烟。烟草燃烧所产生的有害物质或致癌物质滞留在沙发、地毯、枕头、被罩和家庭的各种装饰品上，或停留在烟民的头发、衣服上，成为隐秘的健康"杀手"。

与"二手烟"不同，"三手烟"最大特点是危害隐秘而长久，对长时间遭受"三手烟"暴露人群造成健康危害，如果不定期进行彻底清理，这些有毒、有害物质能长时间附着于室内、车内等各种物品的表面，生成"三手烟"的烟毒。"三手烟"的主要受害者为婴幼儿和儿童，据美国哈佛大学医学院研究，儿童喜欢用手抚摸、用舌头舔家具上的物品，并把手指放到嘴内，因此"三手烟"的烟毒对儿童造成的危害要比成年人高20倍以上。

（四）揭开低焦油烟的面纱

低焦油不能减少吸烟的危害。临床流行病学研究结果证实，选择低焦油烟的吸烟者患烟草相关疾病的风险并没有降低，特别是标签为"轻"和"低焦油"的吸烟者。研究发现，吸烟者吸食焦油含量极低（每支香烟7毫克）、焦油含量低（8～14毫克）和焦油含量中等（15～21毫克）的过滤嘴香烟，死于肺癌的风险相同。不仅如此，改用"低焦油"香烟的吸烟者通常会尽力将香烟烟雾吸入肺部深处，以弥补尼古丁摄入量的不足，这会增加肺腺癌的发病率。

（五）电子烟不是健康产品

电子烟有着与传统香烟相似的外观、与香烟近似的味道，甚至比一般香烟的香味和口味要多，也像香烟一样能吸入、吸出烟的味道和感觉。是一种非燃烧的电子尼古丁传送系统，其功效与普通烟相似，能够提神、满足烟瘾，使吸烟者产生欣快感和放松感。电子烟含有大量丙二醇等多种致癌物质，可以说从有害物质的含量方面，电子烟未必少于普通卷烟。电子烟照样可以产生尼古丁依赖现象。同时因为各种添加剂、电子烟气溶胶、各种致癌物等因素，电子烟的危害甚至可能大于普通卷烟。令人担忧的是，目前电子烟生产商将电子烟的销售市场瞄准了从不吸烟的儿童和青少年，而不是那些原本想戒烟的老烟民。虽然在现有的地方控烟法规中没有将电子烟纳入室内的禁烟范畴，但是不要认为电子烟无害，不要用电子烟戒烟，也不要用电子烟显示自己追赶时尚或者流行。

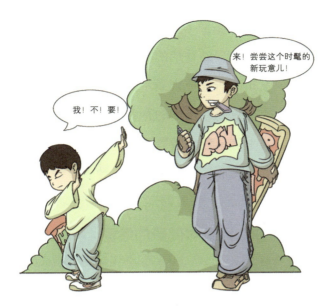

青少年不要赶时髦抽电子香烟

（六）水烟

水烟是一种采用专用工具"水烟袋"，用水（或其他液体）过滤后吸的一种烟草制品，主要在中东地区流行。它所使用的烟草是与蜂蜜或者各种水果混合而成，有苹果、橙子、菠萝、草莓，甚至咖啡、口香糖和可乐的口味。

　　水烟常被很多商人出于商业目的宣传为无毒、无害，不会上瘾，是香烟的可替代产品。根据世界卫生组织发布的研究报告显示，水烟的危害可能比香烟更大。在我国，水烟的存在既不属于合法，也不违法，属于"灰色地带"产业。但是可以明确的是，水烟不是健康产品。

二、厨房油烟污染对健康的危害

（一）厨房油烟与肺癌的发病

　　厨房油烟污染和女性肺癌的发生有明显关系，究其原因，多半是烹调方式、通风与否和是否在空调环境中使用抽油烟机所造成，包括煎炸爆炒、室内烧烤、重复使用食用油及厨房通风不畅等。可以毫不夸张地说，厨房油烟污染已成为威胁我们生命健康的隐形杀手。根据上海公布的一项长达五年的肺癌流行病学调查发现，中青年女性长期在厨房做饭时接触高危油烟、烹调产生的油烟，会使其患肺癌的风险增加 2～3 倍。专家认为，由于厨房做饭时高危油烟产生有毒烟雾，使局部环境污染恶化，有毒烟雾长期刺激眼和咽喉，损害呼吸系统，如不加以保护，易使肺癌高发。

在非吸烟女性肺癌危险因素中，超过 60% 的女性长期接触厨房油烟污染，有 32% 的女性患者烧菜喜欢用高油炸食品，同时厨房抽油烟设备老化，厨房门窗关闭，导致厨房油烟污染严重，检测 $PM_{2.5}$ 超标。

温馨提示

研究发现，厨房油烟与烧菜时的温度有直接关系。当油烧到 150℃ 时，其中的甘油就会生成油烟的主要成分丙烯醛，它具有强烈的辛辣味，对鼻、眼、咽喉黏膜有较强的刺激，可引起鼻炎、咽喉炎、气管炎等呼吸道疾病；当油烧到"吐火"时，油温可达 350℃，这时除丙烯醛外，还有凝聚体，会使人产生"醉油"症状，导致慢性中毒，容易诱发呼吸和消化系统癌症。

（二）抽油烟机的正确使用

抽油烟机的安装高度一定要恰当，这样既能保证不碰头，又能保证抽油烟的效果，正常的安装高度为抽油烟机底部距灶面 90 厘米。"免拆洗"并非不需要清洁，还是要经常清理吸油烟机的滤油网以延长使用寿命。点火同时打开抽油烟机；不要一炒完菜就关油烟机，至少再开 3～5 分钟。九成家庭仍在使用传统吸油烟机，仅一成家庭使用第四代侧壁式吸油烟机（吸力强大，即使炒辣椒亦可瞬间吸除油烟）。侧壁式吸油烟机采用近距离侧吸式，它在炉灶上形成一个大气罩，几乎去除 100% 的油烟，有一定抗风能力；传统吸油烟机，上边烟罩距灶面远，中途油烟易散开，油烟去除率不超过 70%，在有风的情况下，油烟可能散开更多。

（三）减少厨房内污染的相应措施

绿植可以净化空气，而且可以吸收有害物质，在厨房放一些绿植，可以减少厨房内的油烟污染。绿萝、薄荷、常春藤、吊兰等易于养植。建议选择小花盆，节省空间。盆栽葱蒜也是非常好的选择。

温馨提示

虽然可以考虑厨房内放置空气净化器，但是厨房油烟可能导致空气净化设备需要经常的更换过滤配件。使用未及时清洗、污浊的空气净化器，有潜在加剧厨房污染的可能。因此厨房勤开窗通气、种植绿植、正确安装和使用抽油烟机、改变烹饪方式，是减少厨房油烟污染的最有效方式。对于无法开窗通风的厨房，安装空气净化器并及时清洗非常重要。

三、房屋装修的室内污染对健康的危害

（一）室内氡污染及对健康的危害

除吸烟外，环境因素如装饰材料导致的室内污染，也是肺癌发生的重要危险因素。世界卫生组织公布的最新研究数据表明，室内氡污染已成为仅次于吸烟的肺癌第二大诱因。氡是一种天然放射性气体，无色无味，可以通过呼吸道进入人体，损害肺

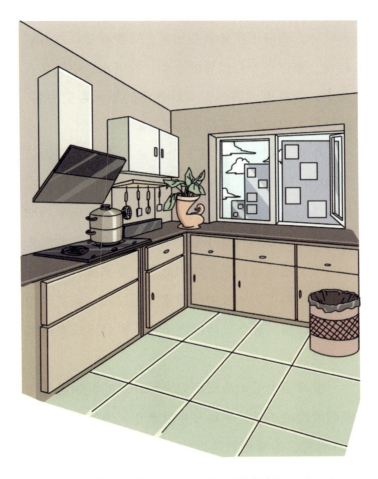

改善厨房通风、应用抽油烟机、种植绿植等方法防护厨房污染

脏健康，氡是镭元素衰变出来的，是一种有源的有害气体。镭可不断地衰变出氡，只要有镭在就有氡存在。氡存在于自然界的土壤、地下水、空气和石头中，含有重金属的石头释放出的氡元素更为多，装修房子用到的大理石、花岗岩都含有氡气。

中国辐射防护与核安全专家王作元教授做了"室内氡与其他因素对肺癌危险度影响"的研究，他认为居室内低浓度的氡也会导致肺癌发病率的增加。1982 年联合国原子辐射效应科学委员会的报告中指出，建筑材料是室内氡的最主要来源，如果建筑装饰材料中天然放射性核素含量过高，像某些煤渣砖、石材、轻型发泡混凝土等，也会导致室内氡浓度增高。

世界卫生组织最新研究显示，氡的接触量与肺癌的风险成正比，平均每立方米空间内氡含量升高 100 贝克，患肺癌风险增加 16%。根据全球各地区平均的氡含量水平估算，由氡引发的肺癌病例占各地区所有肺癌病例的 3%～14%。

（二）挥发性有机化合物及对健康的危害

挥发性有机化合物（volatile organic compounds，简称 VOC）指在常压下，沸点 50～260℃的各种有机化合物。在目前已确认的 900 多种室内化学物质和生物性物质中，VOC 至少在 350 种以上，其中 20 多种为致癌物或致突变物。有些长期接触则能导致癌症（肺癌、白血病）或导致流产、胎儿畸形和生长发育迟缓等，故对孕妇、小孩等特殊人群影响最大。室内空气中的 VOC 主要来源于建筑和装饰材料，例如油漆及涂料、黏合剂、捻缝胶；人造板、泡沫隔热材料和所有板材；壁纸及其装饰品；纤维材料如低碳、挂毯和化纤窗帘；办公用品如油墨、复印机、打印机。不完全燃烧的家用燃料、烟叶及人体排泄物等也是 VOC 的主要来源。

VOC 中危害最大的两种化学成分苯和甲醛对人体的影响简单介绍如下。

1. 苯的危害

苯是具有特殊气味的一种有机化合物，胶水、油漆、涂料、溶剂、墙纸黏合剂等含有大量的苯。慢性苯中毒主要使骨髓造血功能发生障碍。人如果长时间在散发着苯的密闭房间里，会出现头晕、胸闷、恶心、呕吐等中毒症状。

2. 甲醛的危害

甲醛无色，是具强烈刺激性气味的气体，甲醛水溶液称福尔马林。不完全燃烧的室内燃料和烟叶、建筑材料、装饰用品、车内饰品及许多使用了有机涂料和材料的生活用品等均会散发甲醛。甲醛对黏膜有强烈的刺激作用，特别对眼、鼻和呼吸道的刺激最强，是一种致癌物质，能引起皮肤过敏，还影响中枢神经系统，长时间吸入可能引起肺癌。

温馨提示

乔迁新居的注意事项：室内空气中挥发性有机化合物浓度与室内温度、相对湿度、材料的装载度、换气次数（室内空气流通量）等因素有关。鉴于甲醛的高挥发性，在选用 VOC 含量低的优质材料的同时，还应将新装修的房子空置一段时间，保持通风，减少 VOC 在空气中的残存量。针对新装修房屋所受到的 VOC 污染，一些绿色植物是较有效的天然除味剂。美国宇航局的科学家研究发现，在 24 小时照明的条件下，一盆芦荟可以消除 1 立方米空气中所含的 90% 的甲醛；一盆吊兰可以将火炉、电器、塑料制品散发的一氧化氮和过氧化氮吸收殆尽，同时还能吸掉 86% 的甲醛；虎尾兰等叶片硕大的观叶植物可以吸收室内 80% 以上的有害气体；而杜鹃则是吸收放射性物质的能手。因此，在 15 平方米的居室中，摆上两盆吊兰、绿萝或虎尾兰，就可以保持空气清新，远离甲醛之害。

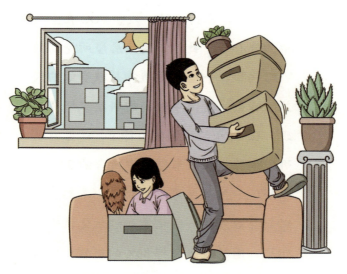

乔迁之喜时注意室内污染，注意放绿植、通风

四、大气污染对健康的危害

（一）可吸入颗粒物 $PM_{2.5}$

$PM_{2.5}$ 悬浮于空气中，可以附带有毒、有害物质，对空气质量有着重要影响。烟草燃烧、冶金、烧煤、化工、车辆排放尾气等多种途径可以产生 $PM_{2.5}$。世界卫生组织确认了 $PM_{2.5}$ 致癌，而且 $PM_{2.5}$ 还可能诱发心血管及呼吸系统疾病。

（二）雾霾天气的注意事项

雾霾，是雾和霾的合称，常见于城市，它是特定气候条件与人类活动相互作用的结果。雾是由大量悬浮在近地面空气中的微小水滴或冰晶组成的气溶胶系统。霾是指原因不明的大量烟、尘等微粒悬浮而形成的浑浊现象。

雾霾主要由二氧化硫、氮氧化物和可吸入颗粒物这三项组成，前两者为气态污染物，最后一项颗粒物才是加重雾霾天气污染的主要原因，它们与雾气结合在一起，让天空瞬间变得阴沉灰暗。这种颗粒本身既是一种污染物，又是重金属、多环芳烃等有毒物质的载体。上述有害物质的聚集，会对人体造成危害，包括增加呼吸道、心脑血管、皮肤等方面疾病。雾霾天气尽量减少开窗，需要开窗建议等太阳出来的时候。外出戴口罩，回家后要及时洗脸、更换衣服。有晨练习惯的，雾霾天气尽量不要外出锻炼。

（三）其他

共同关注我们的生活环境，提高环保意识。提倡洁净能源车代替汽油、柴油车，尽量绿色出行，减少和降低可能造成环境污染的生活习惯及行为。

五、心理健康对身体健康的影响

心理健康是健康的重要组成部分，身心健康

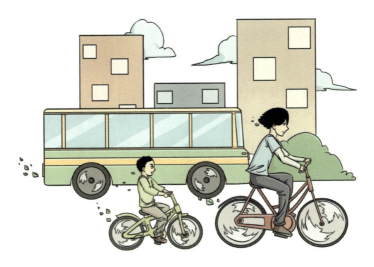

增强环保意识、绿色出行、普及新能源车等减少环境污染

密切关联、相互影响。健康的心理可以使个人正常面对生活中的压力、面对一些困境，能够在社交、工作及生活的各个方面处于一种良好或正常的状态。

（一）驱除心霾（心理阴霾）

心理学家认为，健康心理包括智力正常、情绪健康、意志健全、行为协调、人际关系适应及反应适度等。稳定的情绪非常重要。情绪不稳定，常有闲气、闷气、怨气等不良情绪，都是心中的阴霾。犹如雾霾遮住阳光，心霾使人产生焦虑、烦躁的情绪，可能对身体造成伤害，从而导致身体失去健康。及时清理心霾，保持内心的阳光，积极、乐观。具备躯体健康、心理健康、社会适应良好和道德健康，才是完全健康。

（二）性格与健康

身心的健康，与性格有关。据国外专家研究表明，癌症的产生源于多种因素，没有一个致癌因素能单独引发癌症，而精神作用对于癌症的危害，不良性格可以影响免疫功能，改变机体的免疫状态，降低人体对癌细胞的免疫监视和免疫杀伤功能，不能忽视。在各种不良性格反应导致癌症的统计中，肺癌患者病前情感释放能力，明显要低于正常人。有研究发现成熟稳重型性格，往往富有责任心、爱心及稳定的情绪等，与长寿相关。消极悲观型的性格容易生闷气、焦虑易怒、急躁好胜等，而可能导致身体疾病。积极、乐观、外向性格的人康复能力更强，不易患心脏病和传染病。内向性格的人抗病毒感染的能力差，容易患感染性疾病，同时心脏病及脑血管病发病风险都可能增加。性格内向、孤僻、情绪抑郁、焦虑不安及哀怨郁闷等性格被认为是癌症性格。研究发现，癌症性格与癌症发病率增加有关。形成健康的性格，是提升个人免疫力的一种途径，也是进而降低肺癌的一种潜在手段。

（三）癌症诊疗中的情绪管理

在癌症诊疗过程中，不同时期，心理会出现不同变化。在最初知道病情时期，患者常常需要经历心理的否认、恐惧焦虑、妥协、抑郁、接受等五个阶段。在癌症治疗过程中，治疗的疗效也会影响患者情绪。同时身体的一些不适症状、家人相处状况、经济状况、社会关系等，均可能使患者出现情绪波动。而情绪的波动对治疗疗效及患者治疗的主

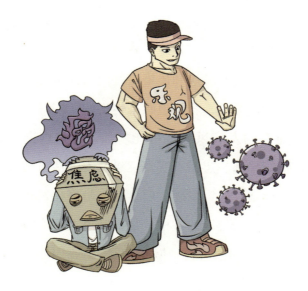

内向、孤僻、抑郁、焦虑、哀怨等可能与癌症发生有关，积极、乐观、外向性格，抗病力强

动性、配合治疗情况等，均会产生影响。需要重视患者的情绪管理，并且需要把情绪管理贯穿于癌症的防、筛、诊、治、康全过程中。患者如果无法很好地管理情绪，需要及时看心理医生，进行心理干预，必要时进行药物治疗。

温馨提示

关注和我们每个人都息息相关的"三霾五气"。远离"三霾"：室外雾霾，室内烟霾、内心阴霾。清除"五气"：污染的空气，吸烟的烟雾气，厨房的油烟气，房屋装修挥发气，长时间的生闷气。营造一个干净、清澈的外在生活环境和内心的良好状态，预防和降低肺癌的发生。

钱　哲　盛舒言　阮军忠　撰
马　丽　陈东红　王玉艳　校
刘　喆　审

第 2 章
肺癌早筛：胸部 CT 给肺留个底版

21 世纪以来，我国男性和女性肺癌的发病率和死亡总数均呈持续增高趋势，肺癌总体 5 年生存率不足 20%，分析其中原因，最重要的是我国大部分肺癌病例确诊时分期较晚。全国多中心回顾性流行病学调查显示，在新发肺癌病例中，Ⅲ～Ⅳ期肺癌的病例数，2012—2014 年占比为 64.6%，2016—2017 年占比为 67.5%，这表明大多数肺癌患者，发现时就是晚期，因此直接影响了肺癌患者的整体生存率。对于肺癌患者来说，早发现，早干预，治疗的效果越好，生存率可显著提高。因此如何将肺癌患者从人群中更早的筛查出来，是肺癌防治工作中非常重要的一部分。

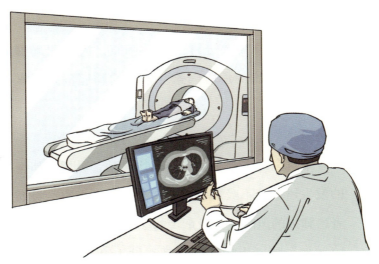

胸部 CT，给肺留一个底版

一、什么是肺癌筛查

目前国际及国内的肺癌筛查指南，主要是针对肺癌高危人群进行主动性筛查。对于一些因为出现症状或其他疾病而就诊的患者，可能需要进行肺癌的被动性筛查。

（一）主动性筛查

哪些人群需要进行主动性筛查，需要明确哪些是肺癌患病的危险因素。常见的肺癌危险因素如下。

1. 吸烟

来自全球多个国家的研究均显示，吸烟者肺癌的发生风险较不吸烟者明显提高。研究表明，吸烟者患肺癌的风险是不吸烟者的 2.77 倍，随着吸烟量的增加，肺癌患病风险呈现线性上升趋势。"二手烟"同样是肺癌的危险因素。《中国肺癌筛查与早诊早治指南》工作组将 1987—2020 年公开发表的 33

篇关于中国非吸烟人群"二手烟"暴露与肺癌关系的病例对照研究进行分析，结果显示"二手烟"暴露者肺癌的风险是无"二手烟"暴露者的 1.33 倍。

2. 肺部基础疾病

慢性阻塞性肺疾病是常见的肺部基础疾病，是有害气体或颗粒物引起的气道异常炎症反应，导致肺泡结构破坏，末梢支气管腔狭窄，疾病发展到一定程度可以出现肺功能障碍。国内外相关研究分析显示合并慢性阻塞性肺疾病患者肺癌患病风险是正常者的 1.43～2.76 倍不等。其他基础疾病包括肺间质纤维化、肺结核病史等也可能会增加肺癌风险。

3. 空气污染或高危职业及环境暴露

空气污染是恶性肿瘤发生的高危因素。有研究表明大气污染，居住企业污染区，家庭中被动吸烟，室内装潢污染为肺癌发生的高危因素。长期从事高危职业或者环境中暴露石棉、砷、氡、铍、铬、镉、镍、二氧化硅、煤烟尘、甲醛等致癌物，也是肺癌患病的危险因素。长期接触上述有害物质使肺癌患病风险显著增加。

4. 肺癌家族史

多项研究显示肺癌家族史是肺癌的危险因素。我国的研究显示，一级亲属中有肺癌病史的人群，和一级亲属无肺癌病史的人群相比，患肺癌的风险增加了 86%。另一项研究表明，有肺癌家族史的人群患肺癌的风险是无肺癌家族史的人群患肺癌风险的 1.85～2.57 倍（一级亲属是指个人的父母、兄弟姐妹、子女）。

5. 遗传因素

在肺癌的发生发展中遗传因素也具有重要作用。遗传因素可以增加或者降低肺癌发病风险，即遗传因素所出现的基因位点，并不都是增加肺癌的发病风险，有的遗传位点可以降低肺癌的发病风险。

温馨提示

烟草是明确的肺癌危险因素。戒烟，不仅减少了烟草对自己身体的危害，同时也减少了家人因自己吸烟所致的"二手烟""三手烟"的危害。戒烟任何时候都不晚。关爱家人、关爱健康，请您戒烟。

根据 2021 年发布的《中国肺癌筛查与早诊早治指南》，建议肺癌筛查的人群为：①年龄 50—74 岁的人群；②肺癌高风险人群。

高风险人群包括下列条件之一。

(1) 吸烟：吸烟包年数≥30 包年，包括曾经吸烟包年数≥30 包年，但戒烟不足 15 年；吸烟包年数 = 每天吸烟包数（每包 20 支）× 吸烟年数。

(2) 被动吸烟：与吸烟者共同生活或同室工作≥20 年。

(3) 患有慢性阻塞性肺疾病。

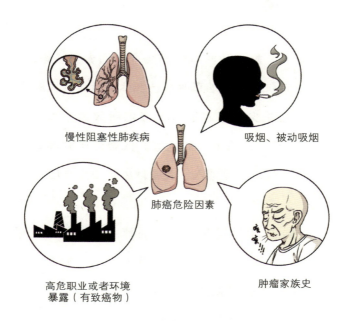

慢性阻塞性肺疾病

吸烟、被动吸烟

肺癌危险因素

高危职业或者环境
暴露（有致癌物）

肿瘤家族史

肺癌危险因素

(4) 有职业暴露史（石棉、氡、铍、铬、镉、镍、硅、煤烟和煤烟尘）至少 1 年。

(5) 有一级亲属（父母、兄弟姐妹、子女）确诊肺癌。

温馨提示

　　肺癌不是传染病，也不是遗传病。虽然遗传因素、肺癌家族史是肺癌的危险因素，但是肺癌还不是传统意义上所说的遗传病，而且肺癌也不会传染。不需要因为患有肺癌而担心传染给他人或者遗传给子女。与肺癌患者接触，也不需要担心自己会被传染肺癌。

（二）被动性筛查

　　接受被动性筛查的人群常因出现各种不适就诊，或因其他疾病的诊疗过程中，需要进行胸部检查。肺癌的临床症状表现多种多样，可分为四大类。

1. 肺癌局部生长所致

　　最典型的为咳嗽，超过 50% 的人群常以咳嗽为首发症状，多为阵发性刺激性干咳，如局部气道受压严重，可伴有喘鸣。

2. 肺癌侵犯了邻近器官组织所致

肺癌侵及胸壁可致胸痛不适；若侵及喉返神经，可出现饮水呛咳、声音嘶哑等表现；若侵及上腔静脉可导致上腔静脉回流受阻，出现颜面部、颈部水肿，胸壁静脉曲张等，严重者可出现头痛、嗜睡、呕吐等脑水肿表现。

3. 肺癌远处转移所致

肺癌远处转移常累及部位为脑、骨等，出现头晕、头痛、恶心、呕吐以及骨痛、病理性骨折等。

4. 肺癌的副瘤综合征所致

副瘤综合征可以出现在患者发现肺癌前或者发现肺癌之后，表现为骨关节肥大、杵状指、男性乳腺发育、低钠血症等。其原因可能是肺癌分泌的一些异位激素或者自身抗体所致。

因此，对于高危人群患者即使无任何不适均应进行主动性筛查，但如出现上述四大类症状更需及时就诊，除外肺癌可能。对于非高危人群如出现上述临床症状和表现，同样需要及时就诊，完善相关检查，进行肺癌的筛查。

值得注意的是，肺癌的症状缺乏特异性，上述症状也经常见于其他肺部疾病，如慢性阻塞性肺疾病、肺间质纤维化、支气管扩张等。

温馨提示

肺癌无论早期或者晚期，均没有特异的症状。所以，不能凭出现的症状判断是否患有肺癌，或者认为患有肺癌后一定会出现哪些症状。出现症状后而就诊的患者，其中一大部分可能已经为晚期肺癌。因此，肺癌的筛查指的是在肺癌高危人群中、在未出现任何症状前，进行筛查，目的是早发现、早诊断肺癌，从而做到早干预，延长肺癌患者的生存期。

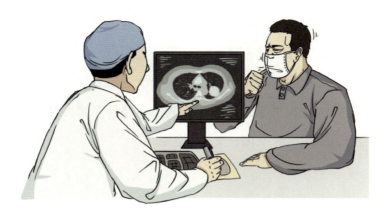

肺癌筛查，不是有症状才去查。有症状常常是晚期的表现

二、如何进行肺癌筛查

大众对于肺癌筛查需要做什么，还不是特别清楚。经常听到有关做胸部 X 线还是做 PET-CT，液体活检怎么回事等相关问题。下面我们一起了解相关内容。

（一）低剂量螺旋 CT

早期肺癌最常见的影像学表现是肺部结节。在大多数人的常规体检套餐中，肺部检查主要是进行胸部 X 线片。然而，胸部 X 线的分辨率有限，很难发现肺结节，尤其是直径小于 1 厘米的小结节。对于这种小结节，经验丰富的影像专家有时也很难从胸部 X 线片上发现"蛛丝马迹"。低剂量螺旋 CT 的灵敏度非常高，几乎不会漏过任何肺部阴影、结节。目前无论是欧美国家还是我国的相关指南和共识中，均推荐采用胸部低剂量螺旋 CT 进行肺癌筛查。胸部低剂量螺旋 CT 可明显提高早期肺癌的检出率，从而改善肺癌预后。研究显示，与未筛查人群比较，胸部低剂量螺旋 CT 筛查使早期肺癌检出率提高了 4.73 倍，肺癌相关死亡率降低了 24%。2018 年基于我国人群肺癌筛查的研究结果显示，胸部低剂量螺旋 CT 灵敏度达 98.1%，特异性达 78.2%。然而既往胸部 X 线用于肺癌筛查的研究结果显示灵敏度仅有 25%，且并不能降低肺癌死亡率。应用胸部低剂量螺旋 CT 比胸部 X 线检查进行肺癌筛查可提高 83% 的早期肺癌检出率。

很多人担心 CT 的辐射损害，有研究指出其辐射量对人体而言微不足道（＜10 毫西弗），低剂量螺旋 CT 由于电流减少，辐射量降低，放射量仅是常规 CT 的 1/6，尚无明确证据证实低剂量螺旋 CT 会对人体造成伤害。

（二）PET-CT

PET-CT 通常不推荐用于肺癌早期筛查。PET-CT 检查是通过放射性同位素标记葡萄糖显示细胞的代谢情况，恶性肿瘤往往合并局部的高葡萄糖摄取，在 PET-CT 呈现出高代谢，因此，PET-CT 一定程度上可以帮助判断肺结节是良性还是恶性以及肺癌的临床分期。但是 PET-CT 对实性成分直径小于 8 毫米的肺结节的诊断价值有限。

（三）液体活检

肺癌的诊断有多种手段，包括痰脱落细胞学、支气管镜下刷检及活检、原发灶或转移灶穿刺活检、手术探查等，其目的均为获得细胞学或组织学病理，明确疾病诊断。病理诊断是肺癌诊断的金标准。但传统获取病理学诊断的手段大多数为有创侵入性检查，创伤相对较大。液体活检，顾名思义，是通过液体进行检查，一定程度上代替活体组织的检查。可以用于液体活检的标本包括血液、尿液、唾液、胸腔积液、脑脊液等。液体活检的特点是：创伤小，标本容易获得，并且部分液体活检标本，如血液、尿液、唾液等可以反复获得。应用这些标本进行动态监测，可以反映肿瘤在治疗过程中某些肿瘤相关特征的动态变化，在临床中有一定的指导意义。目前液体活检在辅助肿瘤诊断、治疗疗效监测、预后判断等方面均有不同程度的应用。

1. 血液肿瘤标志物

传统的血液肿瘤标志物是指反映肿瘤存在的化学类物质，可由肿瘤细胞自身产生，也可以是肿瘤细胞刺激机体产生。肿瘤标志物可以在正常的体内不存在，或者水平较低，有肿瘤生长或者某些异常情况时，肿瘤标志物升高。常用于检测与肺癌有关的血液肿瘤标志物包括神经元特异性烯醇化酶（NSE），癌胚抗原（CEA），鳞状细胞癌抗原（SCCAg），细胞角质蛋白 19 片段抗原 21-1（CYFRA21-1），胃泌素释放肽前体（proGRP）。

温馨提示

肿瘤标志物可能在某些生理情况下或某些良性疾病时也异常升高，因此不能单独根据肿瘤标志物异常诊断为肺癌，也不能根据肿瘤标志物正常除外肺癌的诊断。当肿瘤标志物异常时，需要结合临床症状、影像表现等综合分析其指导意义。对于已经确诊的肺癌，治疗期间或者治疗后肿瘤标志物的升高或者降低，对于评价疗效和判断复发等有一定参考价值，但是目前，肺癌的肿瘤标志物不能作为诊断的唯一依据，也不能用于作为评价肺癌治疗的疗效或者确定肿瘤是否复发、转移的唯一指标。特别需要注意的是，肿瘤标志物的判读，单次检查结果的意义有限，需要动态观察，如果出现持续升高，常常提示恶性肿瘤的可能性更大。

2. 肺癌血清抗体七项

多项研究表明在影像学检查确诊癌症数月至数年前即可检测到肺癌相关自身抗体的存在，肺癌相关自身抗体是肺癌独立风险因素，能够帮助浓缩肺癌高危人群。肺癌七项自身抗体检测项目分别为黑色素瘤抗原 A1（MAGEA1）、G 抗原 7（GAGE7）、肿瘤抗原 4-5（GBU4-5）、性别决定区 Y 框蛋白 2

（SOX2）、抑癌基因53（p53）、神经元胞质蛋白基因产物（PGP9.5）、人癌抗原（CAGE）。肺癌自身抗体相关检测也可作为肺部结节危险分层的参考指标，但在临床应用中，还需密切结合胸部影像学检查。胸部低剂量螺旋CT扫描与血清肺癌七种自身抗体联合检测，可进一步提高磨玻璃样结节或实性结节是否为肺癌的诊断准确率。

3. DNA 甲基化

在不改变DNA序列的前提下，DNA甲基化是DNA化学修饰的一种形式。DNA甲基化后可以控制基因表达，从而发生表观遗传学改变。组织、胸腔积液、痰液、血液等均可以进行DNA甲基化检测，越来越多的甲基化分子标志物用于肿瘤的辅助诊断。

4. 循环肿瘤细胞（CTC）

CTC是指在肿瘤形成、发展过程中部分脱落至血液循环中的肿瘤细胞。CTC携带了来源于原发肿瘤病灶的遗传学信息，包括基因组、蛋白组等生物信息，在肺癌的早期诊断、疗效观察、复发监测等方面可以发挥一定的辅助作用。还可通过体外培养 CTC，建立相关细胞系，用于各种体内外试验，如进行药物敏感性测试，筛选个体化治疗方案等。

5. 循环肿瘤 DNA（ctDNA）

ctDNA 是由肿瘤细胞释放到外周循环中的 DNA 片段，分析 ctDNA 有助于反映肿瘤相关基因信息，包括突变、表观遗传学改变、拷贝数异常等。在肿瘤的早期筛查、疗效观察、预后预测、耐药基因检测等多个方面有重要作用。目前检测技术包括突变扩增组织系统 PCR（ARMS-PCR）、数字 PCR（dPCR），以及二代测序技术（NGS）等，尤以 NGS 检测在液体活检中应用广泛。

6. 其他

外泌体是具有脂质双层膜的囊泡结构，可以从血液、脑脊液、尿液、唾液等多种体液分离得到，其中含有蛋白质、脂质、DNA、RNA 等分子，在肿瘤细胞和微环境之间传递信息，参与肿瘤的生长调控。通过对外泌体中所含的生物信息进行分析可以反映肿瘤相关信息，比如检测外泌体中 DNA 可反映肿瘤突变状况，检测分析肿瘤细胞分泌的富含程序性死亡配体 1 的外泌体有助于深入研究肿瘤免疫逃逸机制，因此外泌体成为潜在的肿瘤生物标志物之一。

循环环状 RNA（circRNA）是由前体 RNA 反向剪接形成的具有独特共价闭合结构的环状 RNA 分子，相比于线性 RNA，circRNA 对外切核糖核酸酶具有高度抗性，不仅更稳定存在于各种组织和细胞中，还能在外周循环、尿液、唾液、脑脊液等体液中（包含外泌体）稳定存在。基于这些特点，circRNA 可用于辅助肺癌的早期诊断、病情监测等方面，也有望成为肺癌新的治疗靶标和诊断标志物。

温馨提示

目前推荐应用于肺癌筛查的最有效手段是胸部低剂量螺旋 CT。胸部低剂量螺旋 CT 发现异常后，需要根据异常情况确定是否进行常规剂量螺旋 CT 平扫或者增强扫描（需要注射对比剂），以及是否需要进一步进行血液或者组织病理检查。目前任何血液学检查均不能代替螺旋 CT 的影像检查，更不能代替肺癌诊断的金标准——组织病理检查。液体活检在临床中的参考和指导意义，需要由临床医生结合患者临床情况、影像资料及其他检查等进行综合判断。

三、人工智能技术在肺癌筛查中的应用

人们健康意识不断提高，每年体检人数激增，

肺癌筛查最有效的方法

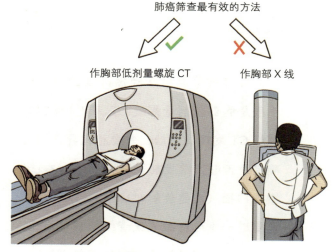

作胸部低剂量螺旋 CT　　　作胸部 X 线

肺癌筛查最有效的方法
作胸部低剂量螺旋 CT，不作胸部 X 线

尤其是胸部 CT 检查量以每年 30% 的速度增加，而影像医师从业者严重不足，远远不能匹配日益增加的检查量，有限的时间内要完成大量的工作，对于医师是个极大的挑战。在此同时，人工智能技术方兴未艾，已经开始进入医学领域，不但节省了部分临床医师人力工作，而且在智能化判读影像检查结果方面，有着独特的优势，尤其对于肺癌筛查领域，有极大的潜在应用价值。

（一）您知道人工智能吗

关于人工智能（artificial intelligence，AI）的简单解释，就是应用类似人脑的计算机做一些人脑很难完成的复杂工作。早在二战时期，图灵就已提出人工智能的概念，随后 1956 年，在达特茅斯学术研讨会上正式提出了"人工智能"这一术语。随着这些年的不断发展，人工智能曾有几次发展的高潮时期，尤其是近十年，计算机算力的大幅提高、算法的不断更新以及大数据的不断充实，人工智能已经开始逐步进入我们的工作与生活。尤其在医学领域，人工智能发展迅猛，已有很多产品从实验阶段进入到实际应用阶段，在某些任务场景下已经展现出与高年资医师相当的能力，有着很好的发展前景。

（二）人工智能技术正在走进我们的生活

科技的发展是为了造福人类，其中人工智能

表现突出，经过这些年不断更新迭代，已经开始走进我们的生活，比如应用的各种语音助手、智能交通、自动驾驶、智能安防、个性化教育等，为我们的生活提供了极大的便利。对着手机说句话，可以完成自动买菜、快递下单，甚至几声指令性语言后火车票、飞机票等已经帮我们买好了，节省了一些人工操作中费时费事儿的复杂过程，不但提高了效率，而且提高了准确性。

（三）人工智能技术帮我们认识小结节

在医学影像领域，人工智能已经有能力胜任一些医师的工作，尤其是目前大家极为关心的肺结节，对于人工智能来说，成功率和准确率都已与高年资医师相当，可以准确、清晰地识别肺结节，对其进行定位、测量，给出定性诊断等。另外人工智能还有一个非常强大的优势，就是超快的计算速度。一份平扫的胸部 CT，其图像大概有 700 张，人工评估肺结节，要反复观察病灶图像几遍，根据

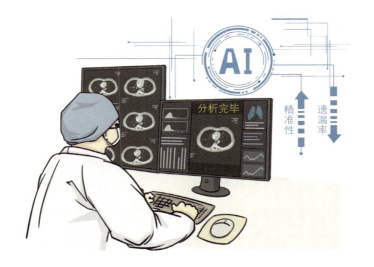

人工智能以一当百的速度判读 CT，可以节省大量的人力，减少影像判读遗漏的发生

征象和经验，判断结节的性质及结果，耗费的时间是人工智能的几十倍甚至几百、上千倍。当医师审阅大量 CT 检查图像时，视力疲劳和精神倦怠的出现，还有可能出现漏诊及误诊。而人工智能可以在很短的时间完成胸部 CT 结果的审阅，发现异常的结果，几乎不会遗漏。所以人工智能是大趋势，可以帮助医师减轻工作负担，也许在未来，我们还有可能利用人工智能去协助疑难杂症诊疗。

（四）人工智能技术与大数据

人工智能技术是典型的交叉学科，它需要三大基础，即算力、算法和大数据。大数据是收集我们工作、生活中的种种数据信息，对其进行分类和提炼，数据量越大，计算结果越准确。现阶段人工智能技术还不能脱离大数据，没有大数据也就没有人工智能。而在肺结节筛查方面，大数据也是至关重要的，需要医生对每个肺结节进行识别、标注、特征提取，再结合患者临床信息及最终诊断，将这些数据成规模的收集，然后输入给计算机，也就是告诉它什么样子的就是肺结节，并告诉计算机什么样的结节是恶性的，什么样的结节有发展成恶性的可能，什么样的结节是良性的。计算机学会以后，我们就让它判读一些影像片，就是对它进行"考试"，"考试"通过说明训练有效，按照这样反复多次，人工智能就真正地出现了。当数据的积累让人工智能可以准确分析新输入的影像资料时，训练就成功了，人工智能就可以进入实际工作，用于影像资料的判读及诊断了。

温馨提示

随着人工智能的应用，很多用肉眼无法分辨的肺结节被人工智能的"火眼金睛"看到，少则数个，多则十几个甚至几十个的结节出现在了一些 CT 的影像报告上。不需要被这些结节的数量吓到，结节的数量并不代表肺部疾病的严重程度以及肺结节的性质。通过人工智能的学习和训练，进一步更准确的区分哪些是恶性的、哪些是良性的结节，对于临床才有更大的指导意义。

四、肺结节的多维度评估

随着胸部 CT 的广泛应用，以及肺癌筛查、体检的人群增加，肺结节成为大家经常提到的一个话题。因为肺结节中的确有的就是肺癌，因此，很多人"闻结节而色变"，认为检出肺结节就和肺癌画了等号，事实真的是如此吗？其实大可不必如此恐惧。那么，肺结节究竟是怎么回事？肺结节和肺癌有什么关系？我们一起了解一下。

（一）什么是肺结节

肺结节，就是胸部 CT 等影像图像上发现的、肺内直径小于 3 厘米的类圆形或不规则的肺部实性占位或磨玻璃阴影，是一种影像的描述诊断，而非疾病诊断。我们说肺内发现一个结节，类似于说茶几上放了一盘水果，但是，却没有说清楚放的是什么水果。这盘水果可以是苹果，可以是葡萄，也可以是榴莲甚至柠檬。一个类圆形的物体，但是，却

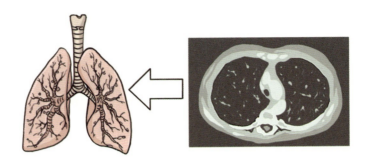

肺结节，是胸部 CT 的一种异常表现，不是疾病的名称

没有说清楚它的色香味触觉乃至重量，这个物体可以是橙子，可以是橘子，可以是乒乓球，也可以是气球。所以，当 CT 说肺内有结节，其实我们还需要进一步明确它是什么性质。引起肺结节的病因有很多种，最常见的是感染性因素，肺癌只是肺结节形成的较少见的病因之一。

（二）肺结节的描述

不同描述特征的肺结节，良恶性倾向有所不同。肺结节的描述常包括以下内容。

1. 肺结节的大小描述

也就是结节的直径或长径。通常我们把小于 5 毫米的肺结节称作微小结节（＜5 毫米）；大于 5 毫米、小于 1 厘米的称作小结节（6～10 毫米）；大于 1 厘米、小于 3 厘米的称作较大肺结节（10～30 毫米）。大于 3 厘米的则称作团块或者肿块。一般情况下，结节的直径越大，恶性倾向也越大。

2. 肺结节的密度描述

简单来说就是描述结节长得是否密实，越密实的结节在 CT 表现上越偏白色。据此可将结节分为实性结节和亚实性结节，后者又包括纯磨玻璃结节和部分实性结节。实性结节就是内部完全密实的结节病灶，而磨玻璃结节，也是 CT 报告上常出现的 GGO，与实性结节相对，是指密度比周围肺组织高，但又能透过病灶模模糊糊看到下方的血管和支气管影，呈磨砂玻璃样密度的结节，简单来说就好像个海绵球。部分实性结节，又叫混合密度磨玻璃结节，就是磨玻璃结节内部尤其中心有一些实性成分，并不是完全由磨玻璃密度构成，这类结节的危险性往往较高，恶性率常在 60% 以上。

3. 肺结节的形态描述

提示恶性倾向的结节形态特征可以描述为毛刺征、分叶征、空泡征、血管征、胸膜牵拉征等等，简单来说就是长得比较剑拔弩张，边缘毛毛糙糙，仿佛随时准备侵占更多地盘。虽然结节的一些形态提示恶性结节即肺癌的可能性大，但是，不能根据形态确诊肺癌，而要通过进一步的检查评估。

（三）肺结节需要做 PET-CT 吗

正电子发射计算机断层显像，即我们常说的 PET-CT，是目前较为先进的影像学检查，可以提供病灶详尽的功能与代谢等分子信息，也可以提供病灶的正确解剖定位，对于了解全身整体状况，有着较好的优势。因此，能够对疾病做出较全面的诊断，尤其是针对恶性肿瘤。但是，并非胸部 CT 发现肺结节后，都适合进行 PET-CT 进一步检查。对于 1 厘米以下的实性结节，做 PET-CT 意义不大，很难得到有帮助的结果；磨玻璃结节做 PET-CT，一般也得不到有意义的结果；1 厘米以上的实性结节，增强胸部 CT 扫描往往可以提供必要的信息，医生根据患者实际情况，再决定是否需要进行 PET-CT 检查。所以，不是所有胸部 CT 的异常都适合进行 PET-CT 检查，更不推荐直接用 PET-CT 进行肺癌的筛查。

温馨提示

PET-CT 是目前较先进的一种检查手段，价格也非常昂贵，检查一次的费用往往在万元左右，并且目前医保尚不能报销 PET-CT 的检查费用。但是不要认为先进的、昂贵的检查，就是最好的检查。例如，目前对于脑部的检查，最好的方

法是磁共振（MRI），即使 PET-CT 检查
提示脑部没有问题，也需要做脑 MRI 了
解脑部情况。其次，对于一些肺部病灶，
PET-CT 未必比常规 CT 更有指导意义，
所以，应根据自身实际情况，在医生的
指导下，选择最适合的检查，而不是盲
目选择最贵的、最先进的检查。

（四）肺结节需要做穿刺活检吗

穿刺活检就是通过穿刺取得组织样本进行病理
诊断，从而确定病变的性质是什么。穿刺活检是个
小手术，包括支气管镜下穿刺活检和 CT 定位下肺
穿刺活检。CT 定位下肺穿刺活检，就是在 CT 引导
下对肺组织进行活检，简单来说就是用一根空心细
针，这根针大概比羊肉串的竹签子细一半，在 CT
图像的引导下，设计好安全的路线后，通过皮肤扎

进肺内，一直扎进病灶的内部，然后从病灶内部取出1条或几条组织，对取出来的组织进行病理诊断，从而对这个病灶进行确诊。当肺结节在经过薄层CT检查、抽血化验、抗炎治疗等多方面的诊治后，仍提示恶性肿瘤可能性大时，可以考虑进行肺穿刺活检以进一步明确诊断。选择穿刺活检的肺结节需要大于5毫米，以保证成功率及取得足够诊断的组织量。

（五）肺结节等于肺癌吗

肺结节并不等于肺癌。目前有报道，健康的体检人群中，40%～60%的胸部CT报告有肺结节。而研究发现CT筛查检出的阳性结节96.4%为良性，恶性肺结节，也就是肺结节是肺癌的概率不足5%。肺结节的形成原因有很多，可以简单地分类为：第一类，先天发育形成的结节，比如错构瘤、支气管肺囊肿等，这些都是良性的结节。第二类，肉芽肿结节，其原因又可分为感染性和非感染性肉芽肿，感染性疾病所致的肉芽肿结节，比如结核、真菌等感染；非感染性肉芽肿结节，比如结节病、血管炎等。第三类，外源性结节，如长期暴露在粉尘等小颗粒环境下，比如各种尘肺等在肺内形成的结节。此外，还有一些原因，比如肺内淋巴结等也可以表现为肺结节。第四类，恶性肿瘤，也就是大家害怕的肺癌，实际在检出肺结节中的占比不足 5%。所以，当我们发现了肺结节后，不要惊慌焦虑，而是应该去专业的医疗机构就诊，根据医生的建议，决定是否需要进一步诊疗。

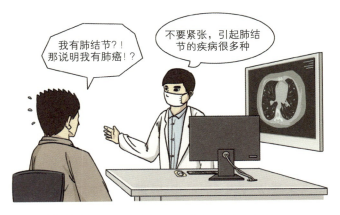

肺结节不等于肺癌，肺结节的病因很多，肺癌只是其中之一

五、肺结节的诊疗策略

（一）肺小结节需要定期复查

发现肺结节，评估和随访是关键。小于 10 毫米的肺小结节，定期复查胸部 CT，是重要的观察方法。随访过程中胸部 CT 显示肺小结节有缩小，提示是炎症、感染等良性疾病；反之，若小结节有增大、实性成分增加或是恶性形态特征更明显，则恶性可能大，建议进一步行穿刺活检或手术干预，尽早明确结节性质，以确定下一步诊疗。

复查胸部 CT 的相关事项如下。

1. 复查间隔时间

(1) 小于 8 毫米的纯磨玻璃结节，小于 6 毫米的实性结节及部分实性结节，进行年度随访观察。

(2) 8～15 毫米的纯磨玻璃结节，6～15 毫米的实性结节及部分实性结节，首次发现的 3 个月后复查，未增大或者缩小，以后进行年度复查；如果增大，考虑行多学科诊疗，决定进一步诊疗方案。

(3)＞15 毫米的肺结节，首次发现，考虑良性病变可能性大的，可以建议 1 个月后复查，期间根据需要决定是否行抗感染治疗；考虑恶性肿瘤可能性大的，建议活检取病理，根据需要决定是否行 PET-CT 等检查。

若使用抗感染药物，一般建议使用一周后，间隔 1～2 个月再复查，因为如果间隔时间太短病变可能还未吸收。抗感染治疗以 1～2 周为宜，不建议长期使用。

2. 复查观察内容

胸部 CT 复查，一般观察病变大小、病变密度、病变形态以及病变数量是否发生变化。磨玻璃结节实性成分是否增多，肺结节有没有变得不规则、出现血管征或胸膜牵拉征、有没有新发结节等，是医生决定进一步诊疗措施的重要依据。

温馨提示

胸部 CT 通常分为平扫和增强，两者区别在于增强扫描要向血管内注射造影剂，以便判断局部血供情况。大多数小结节为周围型病变，平扫 CT 即可满足要求，即使有血管穿过结节，也不影响对结节性质的判断。因此，为减少造影剂过敏、过多放射线暴露等不良反应，多数情况下选择平扫 CT 进行随访观察。

根据 CT 扫描层厚又可分为普通 CT 和薄层 CT，普通 CT 采用的是 5～10 毫米的层厚，薄层 CT 采用的层厚则是 0.5～1.5 毫米。薄层 CT 的分辨率较普通 CT 更高，在检查细微结构和病变上，会显示得更加精细。因此，当常规体检普通 CT 发现肺小结节后，通常需要加做薄层 CT 检查，以便更好地看清结节密度、边缘和形态，从而更加准确地辅助判断结节性质。肺小结节复查时，也应选择薄层 CT 进行随访观察。

（二）抽血是否可以诊断肺小结节的性质

抽血检查对肺小结节诊断意义不大。目前诊断肺癌的金标准仍然是病理组织检查的结果。目前临床中开展的抽血检查包括以下项目。

1. 肿瘤标志物

包括癌胚抗原（CEA）、细胞角蛋白（Cyfra21-1）、神经特异性烯醇化酶（NSE）等，在早期肺癌中鲜有升高，同时，许多良性的疾病，也可以引起上述标志物的升高。因此，用肿瘤标志物诊断肺结节性质的价值有限。

2. 其他辅助血液检查

血清肺癌七种抗体、循环肿瘤细胞（CTC）、循环肿瘤细胞 DNA（ctDNA）片段等抽血检查，在 CT 上有肺小结节的前提下，阳性结果可能更有意义，可用于辅助肺癌诊断。但阴性结果并不能完全排除肺癌可能。另外需要强调的是，血中查到 CTC 或 CTC 计数阳性，并不意味着癌细胞已在血中扩散。

目前通过抽血诊断肺癌和预测肺癌预后是研究的热门领域。各种标志物层出不穷，但都无法 100% 准确诊断肺癌，尤其是对于早期肺癌的预测能力更差。因此不能用抽血诊断肺结节是否为肺癌。抽血检测只是个参考，更重要的还是影像学和病理学检查。

（三）肺结节是否需要手术切除

发现肺结节，不要过度焦虑和恐慌。一方面应该避免疏忽怠慢，不再复查，从而延误疾病的诊治。另一方面也不要过度的检查和治疗，对于不需要手术的肺结节，更不需要积极手术治疗，以免造成对身体不必要的伤害和经济负担。做到恶性结节早治疗，对于良性结节要避免不必要的过度治疗。

肺小结节首次发现，若小于 8 毫米，或没有典型的恶性特征，则建议进行定期复查，或抗感染治疗后进行复查。抗感染治疗的目的在于排除感染性疾病。哪怕一些磨玻璃结节恶性特征比较明显，也可以试验性抗感染治疗，以减少误诊。肺炎、结核、肺癌之间的影像学可以有相似的表现，也就是说再有经验的大夫也可能出现判断失误。所以第一次发现肺小结节后，不要立即下结论，避免因为过度恐慌而着急忙慌地要求手术切除。

应至正规医疗机构就诊，就诊于肿瘤科、呼吸科、胸部肿瘤专科医院等，根据医生建议，科学和理性面对肺结节。良性结节不需要进行手术治疗，若明确结节为恶性，则再根据具体的临床资料和病理结果，进行分期，根据分期结果，决定下一步治疗。

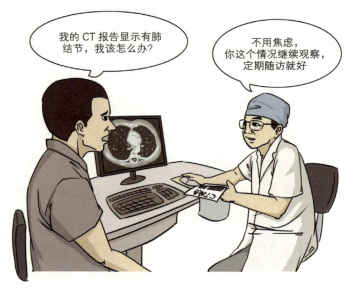

CT 报告写了肺结节，别恐慌

（四）恶性肺结节的手术方式

　　肺结节确诊为肺癌，或者考虑为恶性肿瘤并且具备手术指征时，可以进行手术治疗。绝大多数肺结节切除术都可以通过胸腔镜微创手术完成。根据病变位置、大小和数量，切除范围有所不同，有楔形切除、肺段切除和肺叶切除。如果把肺比作一棵树，楔形切除相当于摘掉一片树叶，肺段切除为掰下一段树枝，肺叶切除则是砍去一部分树干。病变靠近外周，则以楔形切除或肺段切除为主。若病变较大或靠近肺的中心，则以肺叶切除为主。

手术的原则是切除病变的同时，尽可能地减少肺损伤。胸腔镜微创手术比传统开胸手术可以明显减少术中出血、术后疼痛，加快术后恢复，是目前肺癌手术的主流方式。

微创手术除了胸腔镜，还有机器人手术。机器人并非由机器做手术，而是以机械臂模拟人手进行手术。术中通过 3～4 个小切口将机械臂放入胸腔，术者在台下操作。机器人手术类似于将双手放入胸腔进行操作，相较通过长杆器械进行操作的胸腔镜手术，机器人手术操作难度更低，学习曲线更短，操作更精细。但机器人手术成本高昂，临床广泛开展尚有困难。

温馨提示

对于 45 岁以上还没有进行过胸部 CT 检查的您，建议去做一个胸部 CT 检查，这样可以给您的肺留一个底版。以后无论是因为症状就诊，还是常规体检，再次胸部 CT 检查时，可以和您的底版做对照，从而知道肺部的异常，是既往在底版上就有的，还是新出现的。这样可以为判断胸部 CT 异常的原因，提供有价值的参考。

六、肺结节的预防

肺结节形成的原因多种多样，目前没有特殊的方式可以完全预防肺内出现肺结节，也没有特效药物可以治疗原因不清楚的肺结节。但是，注意以下方面，对于保护肺健康、降低肺结节形成的概率，是有意义的。

1. 远离吸烟

多项研究表明吸烟与肺癌的发生密切相关。烟草中的焦油、尼古丁等化学成分，对肺部损害巨大，可导致肺部结节及多种呼吸系统疾病的发生。吸"二手烟"危害同样巨大。

2. 远离粉尘

无论是空气中的粉尘、花粉、柳絮、油烟，还是职业环境暴露如石棉、煤矿、石英粉尘等的过度吸入，均会增加肺部结节的发生率。日常生活中应尽量避免吸入，必要时做好防护措施（如佩戴防尘护具、抽风、除尘、加湿等）。

3. 提高免疫力

炎症及感染性疾病也可能导致肺部结节的发生。生活中应注意合理饮食、适当运动、保暖防寒、规律作息、保持健康情绪，以增强体质，预防感染，保持健康。

张　权　王东坡　王　冲　刘潇衍　周世杰　撰

谭锋维　曹宝山　胡兴胜　校

杨　波　徐　燕　刘志东　审

第3章
日新月异：肺癌诊疗技术新动态

　　"cancer"来源于希腊语中的"carcinos"，表示螃蟹的意思。癌症对应的英文是cancer，泛指恶性肿瘤，包括癌和肉瘤。而人们讲到恶性肿瘤时，往往省略前面的"恶性"这两个字，只讲"肿瘤"。肿瘤可以分为良性肿瘤和恶性肿瘤，一般来说，肿瘤的良恶性主要根据分化程度来区分。所谓分化程度，就是肿瘤细胞跟正常细胞接近的程度，接近程度越高，就是肿瘤的分化程度高，良性的可能性就比较大。当然，我们这里采用了简化的方法，实际上肿瘤的分类和命名还要更加复杂得多。这就是为什么有时候我们会看到"癌症"和"肿瘤"两种名称混用，甚至在很多医学专业文献中都存在大量的混用。就像人世间不会只有好人坏人之分，但在影视剧中为了便于观众欣赏而简化为好人坏人。据说"医学之父"希波克拉底看到肿瘤和周围生长的那些肿胀的血管后脑洞大开，脑补成了多腿螃蟹的模样。后来，另一位名叫盖伦的希腊著名医生在解剖肿瘤时注意到那个肿块周围有许多静脉和支流，形容它看起来就像螃蟹的腿从身体的每个部分向外延伸的样子。也有人用"螃蟹"的"横行霸道"来形容肿瘤在体内肆无忌惮的蔓延。cancer 的意义就流传至今。可见聪明的古代人虽然没有先进的设备和技术，但依然可以使抽象晦涩的肿瘤尽可能形象化、趣味化。

直至今天，肺癌的诊疗已不再局限于简单的"形而上"的探索，诊断和治疗技术的发展已经进入了快车道，肺癌筛查、支气管镜活检、经皮穿刺活检、手术治疗、药物治疗、放射治疗、介入治疗等所有治疗领域都时刻发生着日新月异的更新迭代。

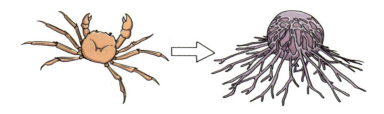

螃蟹横行霸道，癌症是无节制、不受控制的生长。所以，癌症的特征表述从螃蟹形象衍生而来

一、医工结合推动肺癌的早诊

　　全球范围内肺癌发病率和死亡率都位居所有恶性肿瘤首位，75%～80% 的肺癌在发现的时候已是晚期，其原因与肺脏的解剖学结构有关。在肺脏内部并没有能够感受痛觉的神经纤维，因此一些发生在肺脏的小肿瘤病灶在初期是很难被发现，肺癌常悄无声息地长大，等到病灶长得很大，甚至侵犯胸膜或者发生转移后身体才会拉响警报，从而导致因症状就诊的肺癌患者，常常分期较晚。通过胸部低剂量螺旋 CT 进行肺癌筛查可以帮助实现肺癌的早期发现、早期诊断、早期治疗。

临床医生的经验非常重要，但随着科技的发展，人工智能（AI）辅助诊断技术可以在数秒之内完成读片，准确地找到肺内所有的小结节并标注分析，犹如将苹果树上的瘢痕苹果进行标注：有的被蜜蜂叮过，有的被虫咬过。通过训练和学习，AI 诊断系统能够对肺结节的良恶性给出概率数值，临床符合率可以达到 90%。可以这样比喻：通过计算机分类管理，AI 会告诉我们哪些苹果是蜜蜂叮咬过留下的小瘢痕，不用太多担心；哪些苹果是被虫蛀的已经变化为一个坏苹果，需要摘除。AI 诊断系统大

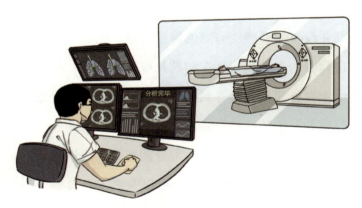

人工智能技术联合低剂量螺旋 CT 筛查，等于双剑合璧

大提高了医生诊断效率与精确程度。应用 AI 诊断技术联合胸部低剂量螺旋 CT 筛查，可以说等于双剑合璧，对于推动肺癌的早期发现、早期诊断，有着重要的意义。

二、病理检查：肺癌诊断的金标准

我们经常说：诊断肺癌的金标准是病理检查。那么什么是病理检查呢？病理检查通常指的是通过对手术或者活检取得的组织标本，经过系列的处理过程，包括脱水、包埋、切片、染色等，制作为病理切片，再由病理科医生通过显微镜或者仪器进行判读、诊断。病理切片上看到肿瘤细胞，是诊断肺癌的金标准。

（一）取得病理的方法

对于可手术的病例，通过术中冰冻和术后病理即可确诊是否为肺癌；对于无法手术的病例，也可以采用对病灶进行穿刺获得病理标本，并明确病理类型，以精准地进行治疗方案的选择。常用的活检方法包括 CT 或彩超引导下肺穿刺活检、支气管镜检查等。支气管镜常适用于肺癌病灶位于胸部中央区域、气道内以及气道旁的患者，而肺穿刺活检常适用于肺癌病灶位于胸部周围区域、靠近胸膜的患者。另外，对痰液中的脱落细胞进行病理检查比较简便，不会对患者造成创伤，还可以多次进行检查，其特异性接近 100%，但早期肺癌很少出现脱落的肿瘤细胞，很可能检测不到，敏感性不足。

（二）肺癌的病理类型

从病理角度，仅仅诊断"肺癌"还远远不够。肺癌包含很多种病理类型，每种类型治疗方式和预后显著不同，因此病理医师要尽量给出最详细的诊断。

1. 小细胞肺癌

顾名思义肿瘤细胞比较小。大家不能被它的名字迷惑，这里的"小"并不表示温和，反而是凶恶的表现。类似大象和金钱豹比赛跑步，金钱豹虽然体型小，但是跑得快。小细胞肺癌也是一样，进展比较快，属于恶性度比较高的肺癌病理类型。

小细胞肺癌大多为中央型，即靠近气管或支气管部位，患者咳嗽时肿瘤细胞可能会随痰液咳出。

2. 非小细胞肺癌

所谓"非小细胞肺癌"是与小细胞肺癌相对应的一种说法，并不是一种病理类型，而是一类肿瘤。非小细胞肺癌主要包括以下病理类型。

(1) 肺鳞癌：肺的鳞状细胞癌是病理医师给出的名字，通俗地讲肿瘤细胞长得像一排一排的鱼鳞，一般发生在大的气道，因此也可以将痰细胞学作为一种病理诊断方式。大部分鳞状细胞癌有比较明显的形态特征，病理医师一般比较容易做出诊断。但是一部分鳞状细胞癌分化比较差，形成的"鱼鳞"状结构不够明显，无法进行明确诊断，病理医师需要借助免疫组化的手段帮助诊断。

对于鳞状细胞癌患者，目前没有很好的靶向治疗手段，但是免疫治疗有一定效果，因此鳞状细胞癌建议做 PD-L1 检测，对免疫治疗有一定参考价值。

(2) 肺腺癌：肺腺癌是肺癌最主要的病理类型，根据它的名字，大家一般会理解为"类似腺体，可以分泌黏液"。"分泌黏液"的确是肺腺癌最重要的细胞学特征，这个细胞学特征可以解释一些临床症状。比如肺腺癌的一种病理亚型——浸润性黏液腺癌，患者可能在体位变化的时候，咳出大量稀薄的水样或者泡沫样痰，也提示有这种情况一定要及时就医体检。

肺腺癌还有其他的病理亚型，每种亚型预后不同。此外，肺腺癌大多具有驱动基因突变，比如 *EGFR*、*ALK*、*cMET*、*ROS-1*，可以进行靶向治疗。因此肺腺癌患者要根据临床医师的建议进行分子检测。

(3) 腺鳞癌：腺鳞癌比较容易理解，含有腺癌和鳞癌两种成分，两种成分紧密连接甚至混合在一起。

温馨提示

活检病理诊断为鳞状细胞癌，治疗后发现里面有腺癌成分，怎么回事呢？反之亦然，开始是腺癌，后来再次活检是鳞癌，是病理诊断错了吗？不一定。这种情况是有可能发生的。肺穿刺或者气管镜活检，不可能取到全部病灶。病理报告只报告取到的病灶的病理结果。那么就有可能在整个肿瘤病灶里，一种病理成分为主，占比最多，另一种成分较少，占比非常少，因此所取得病理只看到了占比多的成分，这又称作肿瘤的异质性。当然也可能是治疗后一种类型的占比增多、另一种类型占比减少所致。
而腺癌靶向治疗后，还可能出现病理类
型的转化，比如转化为小细胞或者鳞癌。

(4) 大细胞癌：与小细胞肺癌的命名原则一致，
大细胞癌体积大。大细胞癌属于非小细胞肺癌，但
是大细胞癌的分化程度低，没有任何其他非小细胞
肺癌的形态学特征，比如鳞状细胞癌长得像一排一
排的鱼鳞，腺癌可以分泌黏液，并且形成腺泡、乳
头样的排列。大细胞癌的凶恶程度一点不亚于小细
胞肺癌。

温馨提示

　　肿瘤的分化程度往往指的是肿瘤形
态特征，常用来判断肿瘤恶性程度的高
低。肿瘤的形态特征表明它有一定的分化

方向，换句话说，肿瘤细胞希望长成某种正常细胞的状态，肿瘤形态与正常细胞形态越接近，说明分化程度越高，恶性程度越低。大细胞癌的形态说明，细胞在很早期的阶段就停止朝正常细胞状态分化，从这个角度比较容易理解，虽然归类为非小细胞肺癌，但是大细胞癌恶性度高于一般的非小细胞肺癌。

(5) 肺类癌：类癌到底是不是癌？是的！从病理角度，类癌属于一个特征分类——神经内分泌肿瘤。不同于其他类型肺癌的来源是支气管或肺的上皮细胞，神经内分泌肿瘤来源是神经内分泌细胞。在肺部，它包含恶性度比较低的典型类癌和不典型类癌，也包含恶性度比较高的小细胞肺癌和大细胞神经内分泌癌（此处"大细胞神经内分泌癌"与上文提到"大细胞癌"并非同一种病理类型）。由于小细胞肺癌特殊的治疗模式，临床医师习惯单独关注小细胞肺癌，而将其他神经内分泌肿瘤视为"非小细胞肺癌"。

典型类癌和不典型类癌细胞比较温和，核分裂数很低（"核分裂"表示细胞生长的活跃程度），因此恶性度较一般肺癌低很多。但是由于类癌通常发生于大的气道，对胸外科手术有不利影响，可以考虑通过支气管镜进行切除。

温馨提示

为什么取了活检后，需要等3～5天甚至更长时间才可以出病理报告呢？因为活检标本送到病理科后，需要先对标本进行6～24小时的福尔马林固定，之后病理医师对标本进行取材，选取的标本需要放到脱水机过夜，之后再包埋在石蜡里成为

"蜡块"。蜡块经过切片、HE 染色后，才制作成病理切片。病理医师再对病理切片进行显微镜下的阅片，有时候需要查阅患者的临床病史、其他检查资料等，方可以做出最后的病理诊断，这个过程至少 3～5 天。如果病理医师对 HE 切片阅片后，认为难以诊断，会借助进一步免疫组化、特殊染色，甚至分子检测等手段协助诊断。这些步骤的进行，需要重新切片、染色，诊断周期会更长，甚至有的病例，根据现有的病理切片染色的结果，最终也无法给出明确诊断，需要重新取材或者做其他的进一步检查。

三、肺癌的临床分期

肺癌使用的分期是 TNM 分期法（目前使用的

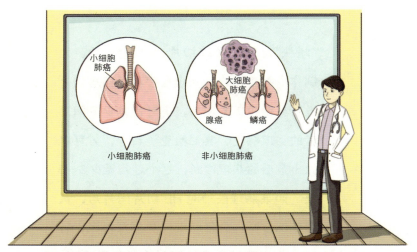

诊断肺癌，需要明确是小细胞肺癌还是非小细胞肺癌，非小细胞肺癌又包括腺癌、鳞癌、混合癌

是第 8 版分期），这种方法已经广泛地应用于世界各国。

（一）TNM 分期的含义

1. T 是指肿瘤原发灶的情况

这里用"肿瘤"一词的英文"tumor"的首字母来表示。T 主要体现肿瘤原发灶的大小以及肿瘤与周围组织的关系，不同大小的肿瘤 T 分期不同，肿瘤是否侵犯了大血管、胸膜、心包、膈肌等，也决定了不同的 T 分期，依次用 $T_0 \sim T_4$ 来表示。

2. N 是指区域淋巴结转移的情况

这里用"淋巴结"一词的英文"node"的首字母来表示。无淋巴结转移时，用 N_0 表示；根据区域淋巴结转移灶与肿瘤原发灶的距离，从近到远依次用 $N_1 \sim N_3$ 表示。

3. M 则是指远处转移

以"转移"一词的英文"metastasis"的首字母来表示。当存在远处转移时，用 M_1 表示，并根据转移的器官数目和转移灶个数进一步细分为 M_{1a}、M_{1b}、M_{1c} 三类；没有则用 M_0 表示。

小细胞肺癌除了应用 TNM 分期外，临床上也进行简单的"二分期法"，将小细胞肺癌分为两个期，即局限期、广泛期。局限期的意思是肿瘤局限于一侧胸腔及区域淋巴结内，且能被包含于一个可耐受的放射治疗野内。超出了局限期的话就是广泛期了。

这个方法是专门为小细胞肺癌"量身定制"的，因为"二分期法"可以很好地用来判断患者是否适合做放疗，例如局限期小细胞肺癌，化疗和放疗的同步治疗是目前一线标准的治疗方案。

（二）TNM 分期的意义

一旦 T（原发肿瘤）、N（区域淋巴结转移）、M（远处转移）都有了确定的评价，医生会将 TNM 三个指标的结果按顺序组合起来——$T_xN_yM_z$，就可以划出肺癌特定的 4 大分期，分别用罗马数字Ⅰ、Ⅱ、Ⅲ、Ⅳ来表示。

(1)Ⅰ期（早期）：癌细胞数量少，待在肺部某个地方，还没有到处跑。

(2)Ⅱ期（早中期）：癌细胞数量增多，有的还不安分，跑到了肺门附近。

(3)Ⅲ期（中晚期）：癌细胞数量继续增多，越跑越远，纵隔或肺外淋巴结已有它们的足迹。

（4）Ⅳ期（晚期）：癌细胞数量疯涨，开始不满足在肺内，随血液跑到人体各处。

分期可以大概进行预后的判断，比如，目前研究结果显示，ⅠA 期 80%～90% 可以存活 5 年以上，分期越晚，5 年生存情况越差。分期的意义除了初步判断预后外，更重要的是，临床治疗方案需要根据分期制定。比如Ⅰ～Ⅱ期的早期患者，意味着手术是肿瘤的最佳治疗方式，虽然目前新辅助免疫治疗应用于早期患者，但是手术仍然是非常重要的治疗手段；Ⅲ期肺癌的治疗情况比较复杂，需要判断是否适合手术，何时手术，如何进行放疗、化疗、免疫或者靶向治疗的综合治疗，均需要根据患者情况进行个体化的方案制定。Ⅳ期，往往意味着不适合手术治疗，以化疗或者靶向、免疫治疗等内科治疗为主要的治疗手段。

温馨提示

　　诊断了肺癌，为什么还要继续做检查，不立即治疗呢？诊断了肺癌后，必须完成全身的检查，从而完成临床 TNM 分期。根据临床 TNM 分期，才可以确定患者是Ⅰ～Ⅳ期的哪个期，可以了解患者是属于早期、中晚期或者晚期，从而决定了治疗方案如何选择。因此，在诊断了肺癌后，不能立即治疗，一定要完成临床分期之后才能治疗。

四、肺癌的基因检测

　　基因检测，是指对人类的脱氧核糖核酸（deoxyribonucleic acid，DNA）、核糖核酸（ribonucleic acid，RNA）、蛋白质及代谢物进行分析，以诊断、预测或预防遗传性疾病的发生，指导疾病治疗方案

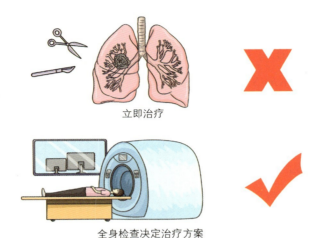

立即治疗

全身检查决定治疗方案

诊断肺癌了，立即治疗吗?

不行，还需要完成全身检查，进行临床分期，确定是早期、中晚期还是晚期，从而决定选择怎样的治疗方案

的选择（药物种类及剂量的选择），或预测疾病的复发，也可以作为评估个人体质或特质的依据。

（一）肺癌基因检测的意义

明确诊断的肺腺癌，或者穿刺小标本活检的肺鳞癌、混有肺腺癌的非小细胞肺癌标本，常建议进行基因检测。基因检测的目的如下。

1. 指导选择精准的靶向药物

目前 *EGFR*、*ALK*、*ROS1*、*MET*、*RET*、*NTRK*、*BRAF*、*KRAS* 等突变靶点，均有作用于相应靶点的靶向药物，因此基因检测对于明确患者基因突变的靶点，制定精准的靶向治疗方案，减少盲目试药可能造成的病情延误、不良反应和经济损失等，有重要的指导意义。

2. 指导耐药后治疗方案的选择

靶向治疗耐药后进行基因检测，判断耐药机制，寻找耐药靶点，对于进一步制定耐药后治疗方案，有重要意义。例如，经过一代或者二代作用于 *EGFR* 靶点的靶向药物治疗，耐药后进行基因检测，如果发现 *EGFR* 基因 *T790M* 耐药突变，提示需要更换为三代 *EGFR* 靶向药物治疗。

3. 预测治疗疗效及耐药可能

研究发现，在靶向治疗过程中进行动态基因监测，了解突变靶点的清除情况，可能有助于预测靶向药物的疗效。而如果检测发现耐药基因，早于临床影像学进展的出现，提示临床治疗有出现耐药的可能。但目前暂未有明确的指南或者共识将动态基因检测应用于指导预测疗效或者提前更改治疗方案以防止耐药的发生。

温馨提示

目前尚不推荐通过基因检测进行肺癌筛查和诊断。肺癌基因检测目前仍是应用于已经明确诊断的肺癌患者，通过基因检测，指导肺癌的临床治疗。如果有突变的靶点，并且有相应的药物，结合患者的临床分期，方可以进行靶向治疗。基因检测可以指导靶向治疗耐药后的进一步治疗方案的制定。对于尚未诊断的肺癌，不能用基因检测进行肺癌的筛查和诊断。

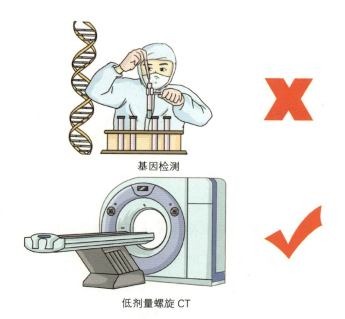

基因检测

低剂量螺旋 CT

做个基因检测，可以筛查出是否患肺癌了吗？
不能通过基因检测筛查肺癌。目前肺癌筛查推荐的仍然是低剂量螺旋 CT

（二）分子病理诊断方法

目前常用于基因检测的方法包括：聚合酶链式反应（PCR）、下一代测序技术（NGS）、荧光原位杂交技术（FISH），有的基因变异，比如 ALK 融合基因，也可以通过免疫组织化学（IHC）方法检测。

（三）分子病理诊断的标本

肿瘤的基因检测是要检测突变的肿瘤 DNA，通常需要如下样本。

1. 手术切除肿瘤组织

手术中切除的肿瘤组织是做基因检测最优的样本，准确率最高。

2. 穿刺活检样本

是指在局部麻醉下，医生通过 B 超或 CT 引导穿刺针进入肿块，并获取少量组织用于检测。也可以是经过电子支气管镜下的活检取得的标本。

3. 液体活检样本

对血液、脑脊液、胸腔积液里的癌细胞或者癌细胞释放到体液中的 DNA 进行分析。当患者不能进行手术或穿刺中未能获得有效的组织时，可以考虑此种方法。这是近年来随着检测技术的成熟和优化，开展的一类检测方法。特点是创伤性小，可随时重复获得，缺点是准确程度不如组织样本。

（四）基因检测报告，如何解读

报告解读是针对实验结果的解释。基因检测报告的合理解读更多是要听从临床医生的建议，同时必须结合患者本人的实际情况、并发症状况、前期具体治疗情况等因素，虽然可能两个人的检测结果是一样的，但实际应用的治疗方案可能存在差异。

（五）基因检测一次就够了吗

肿瘤存在时间及空间的异质性，而且治疗过程中会出现新的基因突变造成的耐药以及肿瘤复发的状况。如果出现耐药或者复发，这时的肿瘤很可能已经和最初的肿瘤不一样，还有可能出现了新的突变，而之前的治疗方案可能不再适用。这个时候再用疾病进展之前的基因检测来指导治疗就不准确了。需要利用肿瘤组织或者液体活检标本再做一次检测，以了解目前肿瘤的基因特性，才能给医生提供证据来做方案的修正，这对于制订新的用药方案具有重要指导意义。

　　精准医疗时代，基因检测为临床上更为准确、有效的诊断和治疗起到了积极的指导作用。近年来进展迅速的免疫治疗，亦是检测先行。随着未来基因检测技术不断突破，会为更多肿瘤患者的精准治疗保驾护航。

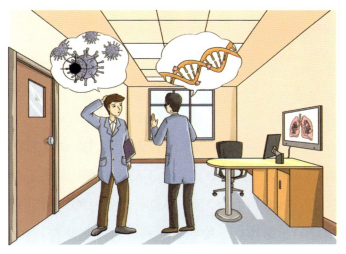

靶向治疗前做过基因检测了，为什么还做一次？

做过治疗后，基因可能出现新的突变，这些突变可能与肺癌的耐药以及进展有关系。所以，病情变化的时候，还是需要再次做基因检测

五、肺癌的早诊需要多学科诊疗（MDT）模式

当肺癌早筛发现肺部结节，医生根据患者是否有肺癌高危因素、影像学特征及患者个体情况综合做出判断，临床策略可能包括："门诊随访""进一步穿刺活检""外科手术切除""结节射频消融"等。以上方案的实施并不是由单纯一个科室做决定或者完成，而是需要包括胸外科、呼吸科、放疗科、检验科、病理科、影像科、介入科等多个科室共同参与讨论、共同执行治疗方案，这就要引入一个概念：MDT。

MDT模式又称为多学科诊疗模式，由于早期肺结节缺乏特异性，临床上不易区分良性或者恶性肺结节，MDT可以综合胸外科、呼吸内科、肿瘤科、放疗科、影像科、检验科、病理科等多学科资源，发挥各自专业长处，从不同专业角度为患者制定一

套个体化的诊疗方案，避免过度诊疗和诊疗不足情况的发生，以期将患者的临床获益最大化。

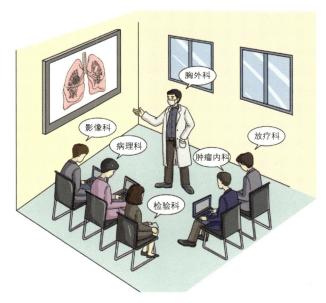

怎么这么多医生来开会？

为了讨论一个患者的治疗方案，胸外科、放疗科、肿瘤内科、影像科、病理科、检验科会共同参与制订一个患者的治疗方案，这就是多学科诊疗模式，也就是 MDT 模式

黄　淼　赵　丹　李　曦　燕　翔　程　渊　撰

杨　萌　车南颖　秦海峰　汤传昊　校

卓明磊　刘雨桃　刘哲峰　审

第4章
科学规范：六大手段
精确治疗

科学、规范、精准是治疗肺癌的原则。早期肺癌患者无明显症状或症状较轻，强调精准治疗、快速康复，在争取治愈的同时尽可能地减少手术创伤对患者生活质量的影响。中期肺癌通过术前或术后辅助治疗，力争获得根治性手术的机会。晚期肺癌则需综合治疗，将化疗、免疫、靶向、手术、放疗等联合应用，最大限度地延长患者生存并改善患者的生活质量。

一、外科手术微创化

微创手术相较传统开胸手术：切口小、不撑开肋骨，术后疼痛轻、出血少、恢复快，已经成为肺癌手术的主要方式。但微创手术绝不是无创，仍应严格遵守手术适应证，要根据患者病情合理选择治疗方式。

（一）手术切口

微创手术主要通过胸腔镜完成：摄像头代替人眼观察，使用专用的手术器械完成手术操作。切口通常位于侧胸壁，数量1~3个，长度1~5厘米不等。在手术切口方面，微创与开胸的主要区别是不撑开肋骨，切口数量并不是判断微创与否的标志。切口多或少各有优劣，主要根据术者习惯决定。单切口：美观，但手术难度可能较大，术后引流效果可能略差。两切口或三切口：手术操作相对方便、简单，引流效果好，但是切口出血稍多，疼痛可能增加。微创手术的切口数量并非一成不变，术中若发现难度较大，则可增加切口。若有意外出血，则可能要延长切口，也就是微创术中转开胸。任何手术，患者安全都是第一位的，开胸是手术安全的最后保障。所有微创手术术前谈话时都会交代"有中转开胸的可能"，请患者能够知情并理解。

（二）手术方式

常用手术方式：楔形切除、肺段切除、肺叶切除、复合肺叶切除和全肺切除。各切除方式适用情况如下。

1. 楔形切除和肺段切除

适用于磨玻璃结节、小结节等极早期肺癌或癌前病变，即病理上的不典型腺瘤样增生、原位腺癌和微浸润腺癌。

2. 肺叶切除

适用于局限在一叶内的所有肺癌。肺叶切除加纵隔淋巴结清扫目前仍是肺癌的标准切除方式，称为标准术式，因为不同肺叶之间有天然分界线（即叶裂），肿瘤较难突破界限跨裂生长，所以切除一个肺叶可以尽可能切除肿瘤及其周围微转移灶。

3. 复合肺叶切除

适用于肿瘤跨叶生长、侵犯其他肺叶，单一肺叶切除无法根治。右肺有三个肺叶，左肺两个肺叶，因此复合肺叶切除实际上特指右肺，包括右肺上中叶切除和右肺中下叶切除。

4. 全肺切除

指切除一侧胸腔内全部肺组织。适用于侵犯主支气管或肺动静脉主干的中央型肺癌。该手术创伤大、术后并发症多、对生活质量影响极大，需谨慎选择。特别是右全肺切除。

除切肺以外，肺癌手术还需要进行淋巴结清扫。淋巴结是肺癌最常见的转移部位。淋巴结清扫既可以切除转移淋巴结，又可以阻断可能的淋巴结转移途径。淋巴结深埋于胸膜之下，清扫淋巴结势必破坏胸膜的完整性。因此，淋巴结清扫的创伤并不小。为减少手术创伤，极早期肺癌可以不清扫或选择性清扫，Ⅱ期以上的肺癌要完全清扫。

温馨提示

　　肺癌手术目的是进行根治性治疗，手术切除范围包括楔形切除、肺段切除、肺叶切除、复合肺叶切除、袖式肺叶切除和全肺切除，切除的原则是尽可能把肿瘤病灶切除干净，同时尽可能保留更多肺组织，以减少对肺功能的影响。采用胸腔镜手术还是开胸手术以及手术切除的范围，由医生根据患者的病情和自己的经验来决定。手术医生很难保证每一台胸腔镜手术都不中转开胸手术。临

床工作中，几乎每一台胸腔镜手术，都会做好中转开胸的准备，安全与疗效并重。

（三）手术风险

手术风险取决于手术的类型、患者的身体素质、医院的设备条件和经验水平，同时医生的手术水平和责任心也有很大的影响。在术前通常会做多项检查评估患者身体状态，主要有头颅 CT 或磁共振，心电图和心脏彩超、肺功能、动脉血气分析，血管彩超等。对于年轻的患者，如果患者一般状态好，没有基础疾病，手术较简单，术前检查可以酌减。手术风险主要有以下几点。

1. 出血

楔形切除不解剖肺血管，出血风险较小。肺段和肺叶切除需要解剖肺血管，因此有一定出血风险。血管与周围组织粘连较重的出血风险高，如化疗后的患者、长期吸烟的患者、有粉尘吸入史的患者，高龄患者、服用阿司匹林或氯吡格雷等抗凝药物的患者、感染性疾病的患者、合并结核的患者等。肺血管较粗大，出血量大、出血速度快，术中可能需要中转开胸紧急止血。术后仍有出血风险，若手术后出血量大则需二次手术进行止血。当然术后出血与手术顺利与否密切相关，手术顺利的术后出血概率低；手术难度大、时间长的，术后出血概率高。

2. 呼吸衰竭

表现为术后呼吸困难、胸闷气喘，动脉血气分析提示低氧、高二氧化碳。呼吸衰竭多见于高龄、肥胖、长期吸烟、有肺气肿和肺纤维化病史的患者。呼吸衰竭通常要气管插管、呼吸机辅助呼吸。待肺功能逐渐恢复，大多数患者可以脱机回归正常生活。

3. 乳糜胸

即胸腔内淋巴管漏，与清扫淋巴结有关。清扫淋巴结时，一般用电刀切断并凝住淋巴管，若淋巴管凝固不全，则淋巴液流出到胸腔，形成乳糜胸。淋巴液内是胃肠道吸收的营养物质。因此发现乳糜胸后首先禁食水，减少淋巴液生成，等待淋巴管破口自行闭合；若淋巴管无法自行闭合，则需二次手术。严重的乳糜胸可导致体内酸碱失衡、电解质紊乱，甚至死亡。

4. 心脑血管风险

如心律失常、心肌梗死、脑梗死等。常见于有心脑基础疾病的患者和高龄患者。心律失常以药物纠正为主。心肌梗死、脑梗死视严重程度采用取栓、溶栓或药物治疗。

5. 其他少见并发症

气管瘘，多见于感染性疾病，需长期带管引流。肺栓塞，肿瘤、高龄、长期卧床患者多见，术后早期下地活动可减少肺栓塞的发生。神经损伤，多与清扫淋巴结有关，表现为声音嘶哑、膈肌抬高或胃肠胀气，多数可自愈。

（四）肺小结节不能一切了之

CT 的普及导致肺小结节检出率急剧升高。但绝大多数小结节均为良性病变，不需要手术切除。肺小结节是否手术要根据对其性质的判断，并结合结节形态、位置、大小、患者身体状态、心理状态等综合因素决定。决不能只看到 CT 有肺结节就让患者手术。肺小结节，尤其是磨玻璃结节，生长很慢，窗口期很长，1～2 年的观察通常不会耽误病情，可以让患者在生活、工作、心理等做好充分准备后再手术。只有对于实性的、直径较大的，又不能排除肺癌的结节，才需要积极的外科治疗。另外，对于高龄患者或有严重心肺等脏器疾病，肺小结节对生命的威胁可能远远低于心脑血管疾病，手术选择要慎重。

肺小结节手术切除后病理回报早期肺癌，患者很高兴，但也不能掉以轻心，因为其他部位还有长出肺结节的可能，因此术后需要定期复查。另外，多发结节若没有完全切除，需密切随访其他结节的变化，有进展时要及时处理。目前对于多发肺结节，外科手术不必太过积极，手术也常采用"打地鼠"的方式，即在众多肺结节中，先干预和处理恶性程度最高的；等过段时间，其他肺结节中再有表现高度恶性时，再对表现高度恶性的结节进行干预，以此类推。不推荐一次性切除过多肺组织或者对恶性度不高的结节进行提早干预。

（五）中晚期肺癌治疗不能就靠一把刀

手术是局部治疗，病变越局限，手术效果越好。中晚期患者，可能已有淋巴结或其他器官转移，提示病变已经扩散。此时手术并无益处。合理的选择是先用全身治疗控制肿瘤扩散、降低肿瘤负荷，将肿瘤局限在一两个器官内，然后再辅以局部治疗，方能使疗效最大化。这里的全身治疗包括化疗、免疫、靶向等药物治疗，它们可以通过血管到达全身；局部治疗包括手术、放疗、射频消融、冷冻等，并不一定要选择手术，需要根据患者的病情、身体状态综合判断。术前的药物治疗称为新辅助治疗，免疫药物的出现让肺癌新辅助治疗效果有了根本性提高。经过恰当选择的患者，经过2～4个周期的新辅助治疗后行手术切除，超过半数患者的肺癌标本中已无肿瘤残留（病理学完全缓解）或仅有＜10%的肿瘤残留（主要病理学缓解）。因此，"药物（靶向治疗或者免疫治疗＋化疗）＋手术"的治疗模式成为很多中晚期肺癌患者的新希望。

（六）如何排兵布阵

早期肺癌通常病变局限，以手术等局部治疗为主，手术前后可能辅助以化疗、靶向、免疫等全身治疗。中晚期肺癌往往以化疗、靶向、免疫等全身治疗为主、局部治疗（放疗、介入等）为辅。需要在疾病的不同时期，给予不同的个体化治疗方案，常需要胸外科、肿瘤内科、放疗科、介入科等多科室协作制定治疗方案，为使患者临床获益最大化而进行多学科的排兵布阵。

二、药物治疗靶向化

恶性肿瘤的发生常常伴有内在基因的变异，随着精准医学的快速发展，尤其是基因检测技术的进步，寻找驱动肿瘤发生发展的突变基因以及靶向突变基因的治疗药物的研究为肺癌的治疗带来了新的希望。由此肺癌的治疗进入靶向治疗的时代，分子靶向药物成为治疗肺癌新的选择。通过各种基因检测技术明确驱动的变异基因，继而针对该基因给予相应的分子靶向药物治疗，通过靶向药物与特定的致癌位点结合，从而杀灭肿瘤细胞，而不会对正常组织细胞造成影响。因此，分子靶向药物具有特异性高、毒性低等精准制导的优点，能够给患者带来更大的临床获益和治疗希望。

（一）化疗曾经是晚期肺癌的主要治疗模式

20世纪50年代细胞毒类药物被用于肿瘤治疗后，化疗逐渐成为了肺癌患者的标准治疗选择。但由于化疗药物本身毒性大，选择性不强，杀伤肿瘤细胞的同时，常常伴有明显的不良反应，而新的化疗药物研发近年也达到了瓶颈。因此，化疗在肺癌中的治疗进展非常缓慢，仅仅依靠化疗也很难有效提升疾病的控制并延长患者生存，单纯化疗在肺癌中的应用明显减少。化疗最常见的不良反应包括消化道反应，例如恶心、呕吐、食欲差，还有脱发，乏力等能够直观感受的不良反应，显著降低了患者的生活质量。骨髓抑制也是化疗药物常见的不良反应，甚至可能导致严重的感染如出现粒细胞缺少性发热等，因此，在化疗过程中强调要按期复查血常规等指标。

随着药物研发的进步，化疗药物本身也在不断地优化和改进，例如具有更低过敏反应的白蛋白结合型紫杉醇，具有靶向性的靶向 Her-2 基因突变的抗体偶联药物维迪西妥单抗等，均是近年开发的具有细胞毒作用的化疗药物。同时，也有越来越多的针对化疗不良反应的保护性药物，既能减轻化疗带来的不适，又不会增加相关的不良反应。虽然我们进入到靶向治疗的时代，但化疗目前仍是肺癌治疗的标准方法之一。

（二）靶向治疗改变了我们的治疗策略

有多种基因变异促进了肺癌的发生和发展，表皮生长因子受体（epidermal growth factor receptor，EGFR）是非小细胞肺癌最常见的驱动基因之一。早在 2004 年，有报道 EGFR 突变是靶向治疗有效的重要分子条件，且亚裔女性腺癌中最常见的突变基因即为 EGFR，占 40%～50%，从而激发了表皮生长因子受体酪氨酸激酶抑制药（epidermal growth factor receptor tyrosine kinase inhibitors，EGFR-TKI）靶向治疗肺癌的研究热情。目前临床治疗 EGFR 敏感突变的药物包括一代 EGFR-TKI：埃克替尼、吉非替尼及厄洛替尼；二代 EGFR-TKI：达克替尼及阿法替尼；三代 EGFR-TKI：阿美替尼、伏美替尼及奥希替尼，还有即将上市的其它三代 EGFR-TKI。四代 EGFR-TKI 已经在临床试验阶段。另一类常见的靶向药物是间变性淋巴瘤激酶酪氨酸激酶抑制药（anaplastic lymphoma kinase tyrosine kinase inhibitors，ALK-TKI），目前临床治疗 ALK 融合突变的药物包括一代 ALK-TKI：克唑替尼；二代 ALK-TKI：恩沙替尼、阿来替尼、布格替尼及塞瑞替尼；三代 ALK-TKI：洛拉替尼。作用于少见突变靶点的药物如高选择性间质 – 上皮细胞转化因子酪氨酸激酶抑制药（mesenchymal-epithelial transition factor tyrosine kinase inhibitors，MET-TKI）赛沃替尼、谷美替尼及伯瑞替尼等，将为治疗肺癌 MET 基因突变带来新的选择。治疗 BRAF V600E 突变的达拉非尼联合曲美替尼的双药联合靶向治疗，已经获得了肺癌治疗的适应证。治疗 ROS-1 融合突变的药物包括恩曲替尼、克唑替尼。治疗 NTRK 突变、RET 融合突变，目前临床均有靶向药物可以选择。不久的未来，临床将有更多治疗肺癌的靶向药物。

靶向治疗因为其卓越的疗效很快就占据了驱动基因突变阳性晚期非小细胞肺癌的一线治疗位置，取代了传统的化疗。也就是说，对于有敏感驱动基因突变的晚期非小细胞肺癌患者，应当优先选择靶向治疗。除了在晚期肺癌患者中的应用，近年的临床研究也发现 EGFR 靶向药物在可手术的肺癌患者中同样具有明显的疗效，因此目前也被推荐应用于肺癌术后的辅助治疗中。

非小细胞肺癌中，目前有可应用靶向药物治疗的突变基因包括：*EGFR*、*ALK*、*BRAF V600E*、*HER2*，*KRAS*，*MET*，*RET* 和 *ROS1* 等。相比化疗时代，靶向治疗明显提升了晚期 NSCLC 患者的生存时间，晚期转移性肺癌患者的中位生存期被提升至 23～27 个月，5 年生存率从不到 5% 提升至 14.6%，翻了将近 3 倍。

（三）靶向治疗前一定要检测基因

靶向治疗需要有的放矢，只有找到明确的敏感驱动基因突变，才能针对该基因突变给予针对性的靶向药物治疗。也就是要先找到靶点，才能针对靶点治疗，否则，靶向治疗也就无从谈起。因此，靶

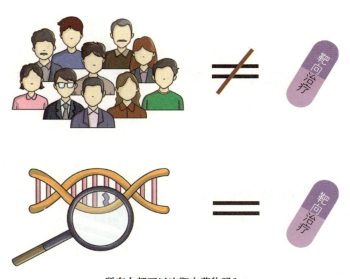

所有人都可以吃靶向药物吗？

不是，需要经过基因检测发现突变靶点，而且目前有可以治疗此突变的靶向药物，才可以应用靶向治疗

向治疗一定是基于基因检测的结果，才有可能给予靶向药物治疗。盲目试吃靶向药，既有可能出现药物不良反应，还可能延误了病情，错过了宝贵的治疗时间窗，造成肺癌的发展。所以，明确诊断了非小细胞肺癌，尤其是肺腺癌的患者，一定要先进行基因检测。基因检测的方法有多种，既有一次可以检测多个基因的 NGS 技术，也有传统的 PCR 方法，而且有些已经纳入医保报销范围，只有积极检测，才有可能获得精准靶向治疗的机会。

（四）靶向治疗也会出现耐药

肿瘤的药物治疗几乎都会面临耐药的问题，靶向治疗也不例外。有些患者即使存在敏感的驱动基因突变，但也可能对靶向治疗没有反应，有些则刚开始靶向治疗效果明显，但一段时间以后肿瘤再次发展而出现耐药。因此，在靶向治疗开始时以及用药过程中，一定要规律复查，以期及早发现耐药的出现，及时采取相应的对策。靶向治疗耐药以后，也有很多对应的处理办法。目前的治疗策略，根据靶向治疗耐药后的病情情况，如果是局部进展，可以考虑进行局部治疗如放疗、消融治疗等；如果是全身进展，最优的推荐就是尽量再做肿瘤组织活检和基因检测，从而寻找耐药的可能机制，针对耐药机制可能还可以应用针对新的突变基因的靶向药物，从而做出相对精准又个体化的治疗方案。靶向药物的耐药，绝对不是治疗的终点，只是治疗的一个阶段。各种关于靶向药物耐药的研究也在进行当中，更多的药物及治疗方法可以用于靶向治疗耐药后的进一步治疗。

（五）靶向治疗药物进入医保了

目前我们国家对于医保的投入很大，新药进入医保过程也非常迅速。当前针对 EGFR 突变的一代、二代、三代靶向药物已经进入医保，针对 ALK 突变的一代、二代、三代药物也已进入医保。随着治疗少见突变 BRAF V600E 的达拉非尼及曲美替尼也进入医保，患者可以选择的医保用药也越来越多。

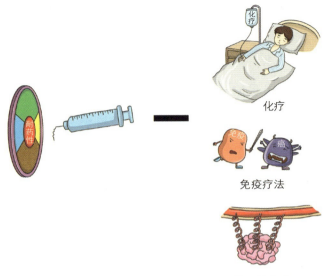

化疗

免疫疗法

抗血管生成

靶向治疗耐药了，是不是就没有办法了？

不是的，靶向耐药后，目前可以根据基因检测结果，决定是否可以继续靶向治疗，也可以换用化疗、免疫、抗血管生成等治疗。有的可以局部放疗。总之，耐药了，不是治疗的终点

温馨提示

靶向治疗，检测先行。不是所有的

肺癌患者都适合靶向药物治疗。靶向治

疗一定要进行基因检测寻找针对性的靶点。口服靶向药物期间，需要注意可能出现的一些不良反应。常见不良反应有皮疹、甲沟炎、腹泻、食欲减退、乏力等。更要注意血液相关不良反应的监测，包括血细胞降低、肝功能异常、心肌酶异常等，定期复查心电图也是需要的。

三、放射治疗精准化

放疗作为治疗肺癌的重要手段之一，同手术、化疗、靶向治疗、免疫治疗等方式一样，在肺癌的治疗中扮演着重要的角色。目前根据世界卫生组织（WHO）统计，50%～70% 的恶性肿瘤患者在病程中需要放疗，多种肿瘤可通过放疗治愈。1999 年 WHO 发布全球肿瘤平均 5 年治愈率为 45%，其中手术治愈 22%，放疗治愈 18%，化疗药物治愈 5%。

进入 21 世纪，随着计算机技术和医学影像的进步，新的放疗技术不断涌现，对肿瘤病灶的治疗更加精准，正常组织得到更好的保护，使得放疗在肿瘤治疗中的作用和地位日益突出。2008 年 WHO 更新数据，全球肿瘤平均 5 年治愈率增加到 55%，其中手术贡献 25%，放疗贡献 23%，化疗药物贡献 7%。

（一）什么是放疗

放疗全称放射治疗，俗称"烤电""照光"，主要用于恶性肿瘤的治疗，少数良性肿瘤如瘢痕疙瘩等也会用到放疗。放疗是用高能射线电离辐射作用杀死癌细胞的一种治疗方式。类似放大镜聚焦的常识，放疗就是多束射线相交，交点在肿瘤上，肿瘤区域得到一个较高的射线剂量，最后会破坏杀灭肿瘤细胞。这样就好比打靶，肿瘤区域就是常称的"靶区"，射线束对着靶区打靶，最终杀灭肿瘤。

放疗和手术、化疗等方式一样，是治疗肿瘤的重要手段之一。比较常用的放疗射线为 X 线。放疗属于局部治疗的一种方式，可以比喻为"隐形的、看不见的手术刀"，很多情况下可以达到接近于外科手术的治疗效果，是一种很重要的局部治疗手段。

（二）放疗科和放射科一样吗

也有很多人会说，我去放射科拍过片子，放疗科和放射科是一回事吗？其实，放疗科和放射科完全不同。放疗科是用射线进行治疗的一个科室，主要是针对肿瘤的治疗，一般属于临床科室。放射科是用射线对疾病进行诊断的一个科室，可以辅助临床更好的认识疾病，属于临床辅助科室。

（三）放疗在肺癌中的应用

放疗为肺癌治疗中重要的局部治疗手段，与同样为局部治疗手段的外科手术相比，其适用范围更广，主要体现在以下几个方面。

1. 有手术禁忌或拒绝手术的早期非小细胞肺癌的治疗

目前早期不能耐受手术的肺癌患者，可以选择

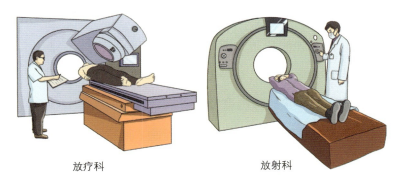

放疗科　　　　　　　　　　放射科

放疗科与放射科不一样

放疗科进行放射治疗，是治疗科室。放射科，是作检查的科室，是拍片子的，作胸部 X 片、CT 等的检查科室

进行立体定向放射治疗（SBRT）。SBRT 在一定程度上，可达到与手术相媲美的效果。

2. 与化疗联合用于肺癌的治疗

与化疗联合用于局部晚期非小细胞肺癌的根治性治疗，此类患者于放化疗后再进行免疫巩固治疗；局限期小细胞肺癌的标准治疗为同步放化疗。

3. 术前或术后的辅助治疗

部分患者手术前或者术后应用放疗，可使局部肿瘤清除的更干净，患者获得延长的生存期。

4. 晚期患者的姑息治疗

胸部肿瘤压迫血管引起面颈部肿胀、肺不张、瘤体较大化疗效果差等患者；局部淋巴结肿大出现显著压迫症状的肺癌患者。

5. 复发或者转移患者的局部放疗

脑转移、骨转移、肾上腺转移等，根据临床症状或者治疗策略，于合适的时机进行局部放疗。

（四）放疗的精准定位

放疗目前实现了日益准确的精准定位，在放疗的具体实施上，医生需要根据放疗的生物学和物理学特点，与肿瘤临床治疗原则相结合，以给予肿瘤精确剂量照射同时尽可能保护周围正常组织为目的，既根治肿瘤、延长患者的生存时间，又保证患者较高的生活质量。

1. 放疗的精准化

随着放疗技术的发展，放疗技术从二维时代发展到三维时代，以及四维时代。二维时代好比医生看肺部病变只能看胸片，放疗也只能在胸片的基础上做治疗，早期放疗在胸片上进行，达不到精准治疗。进入三维适形放疗时代之后，CT 模拟定位成为传统模式，可以在每层成像的 CT 上准确的勾画出肿瘤，并对其进行精准照射，且治疗中可以实时监测患者呼吸动度情况、肿瘤退缩情况等，治疗精度可达毫米级。精准定位的放疗技术使病灶得到最佳控制，而周围正常组织器官得到了很好的保护。

2. 体部立体定向放射治疗

体部立体定向放射治疗（stereotactic body radiotherapy，SBRT）是短程、大剂量放疗的一种放疗方式，它最常用于局限的单个小病灶的治疗，例如不能耐受手术治疗的早期肺癌（高龄、心肺功能问题、肾功能问题等），可以采用此种方式，治疗次数为 10 次以内，治疗不良反应小，最后达到接近手术治疗的效果。SBRT 具有不良反应小，临床适应证广的特点，是一种非常精准化的放疗，对于早期非小细胞肺癌，可用于以下几种情况：①高龄患者不能耐受手术；②心肺肾等功能差不能耐受手术；③伴有复杂的内科疾病不能耐受手术；④拒绝手术的患者。

（五）评估手段

肺癌进行局部放疗后，患者的症状改善可以评价治疗效果。比如小细胞肺癌对放疗敏感，放疗5～10次后咳嗽、憋气、肿胀等症状可能会有改善；中等敏感的肿瘤如肺鳞癌、肺腺癌等在治疗后也常表现咳嗽等症状好转。评价放疗的效果，位置比较表浅的，可以通过查体来判断疗效，比如颈部转移包块，治疗中会观察到包块逐渐缩小。通过辅助检查如超声、CT、磁共振等检查，与治疗前的相关检查进行对比，可以看到肿瘤的变化，从而进行放疗的疗效判断。

常于放疗后1个月进行疗效评价。部分患者，放疗后3～6个月，仍可以看到肿瘤缩小的情况。疗效评价的同时，尚需要关注是否有放疗所致放射性肺炎的表现，以尽早进行相关干预性治疗。

（六）联合友军

根据肺癌类型及分期不同，放疗常需要与其他治疗方式联合应用。对于局部晚期非小细胞肺癌和局限期小细胞肺癌，目前推荐化疗和放疗同步应用，疗效最佳，对于不能耐受同步应用的患者，也可以序贯应用，即先用化疗，中间夹心用放疗，后期再应用化疗的方式。

根据患者的病情，放疗联合免疫治疗、联合抗血管生成的治疗，也可发挥比单纯放疗更好的抗肿瘤效果。有的患者术后需要联合放疗，以提高治疗效果。总之，选择适合联合治疗的患者，非常重要。

（七）放射保护

放疗过程类似于 CT 检查，每次需要 10～15 分钟的时间，整个过程没有任何痛痒的感觉，正常呼吸不需要憋气，周一至周五，每日 1 次，周六、日

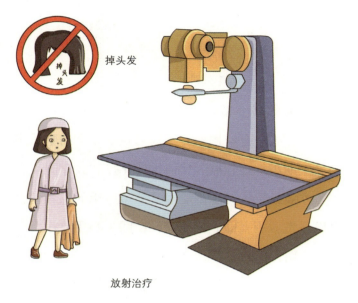

掉头发

放射治疗

不用担心放疗会掉头发
只有专门对头部的放疗，才会有一些脱发。其他部位放疗，不会脱发

休息，比较像理疗的一种治疗方式。

放射治疗期间，患者应该保护皮肤上勾画的放疗标记点，避免丢失。如果不清晰，需要进行重新勾画。患者尚需在放疗期间，定期复查血常规、电解质、肝肾功能等。其他放疗的一些特殊注意事

项，或者出现不适，一定和医生及时沟通。

　　放疗后会出现轻微乏力、食欲下降等不适，一般不严重，注意增加蛋白类饮食，注意休息，放疗一般都可以耐受，能够顺利地完成治疗疗程。如果专门针对头部的放疗，会有一些脱发，但其他部位的放疗，如胸部、腹部等部位的放疗，不会出现脱发。

（八）放疗理念需要变化

　　国内的老百姓得了肿瘤，一般首先想到要去手术切除，不管早期还是晚期。实际上肿瘤治疗是多学科综合治疗的模式，尤其是对于一些中晚期的病例，放射治疗是非常好的创伤小、疗效好的治疗手段。早期肺癌等人体肿瘤，放射治疗也可以起到与外科切除等同的效果，并且比外科切除的损伤要小。尤其是立体定向放疗在肿瘤治疗当中，很多病种都取得了跟外科类似的效果，值得公众关注。

温馨提示

　　放疗是一种射线治疗，大家可能听到射线会觉得有点害怕，其实我们生活的宇宙中存在很多射线，目前的放疗技术可以很精准地治疗肿瘤，而周围正常组织几乎不被照射，所以放疗对患者自身是安全的；放疗使用直线加速器，对患者进行治疗的时候，会有射线照在患者身上进行治疗，做完治疗后放疗的机器及射线关闭，患者身体不会将吸收的射线再释放出去，所以放疗后的患者，不会对周围的人有不利影响。

四、免疫治疗

　　近些年已经认识到肿瘤的发生发展依赖于免疫逃逸，细胞毒性 T 淋巴细胞相关抗原 4（CTLA-4）、程序性死亡受体 1（PD-1）以及 T 细胞免疫球蛋白黏蛋白分子 3（TIM-3）等免疫检查点都是介导肿瘤免疫逃逸的信号分子。针对这些免疫检查点信号分子的特异性的单克隆抗体在各种实体瘤中越来越广泛地应用。美国詹姆斯·艾利森和日本的本庶佑因发现 CTLA-4 和 PD-1 并将其成功用于肿瘤免疫治疗，而荣获了 2018 年诺贝尔生理学或医学奖，开创了肿瘤免疫治疗的新时代。针对免疫检查点的免疫治疗作为目前肿瘤治疗领域的明星疗法，在多种恶性肿瘤中都展现了十分强劲的治疗效果。第一批使用 PD-1 免疫检查点抑制药的晚期非小细胞肺癌患者，相比传统化疗 5 年生存率提高了近 5 倍。

（一）什么是免疫治疗

我们的机体是一个平衡状态，依靠的是免疫系统和自身正常细胞之间的平衡，免疫系统相当于我们身体内的警察，发现正常细胞出现了异样，就会及时清除掉，这样就能够避免他们聚集起来，长成肿块。而肿瘤细胞是非常狡猾的，他们可以通过各种伪装逃避免疫系统的识别和杀伤，就如同坏人能逃避警察的追捕，一旦成功，就不断增殖变大，逐渐形成恶性肿瘤并迅速生长。我们现在以免疫检查点抑制药为主的免疫治疗，就是通过激活我们自体的免疫系统，让体内的免疫细胞能够识别和杀伤肿瘤细胞，从而控制肿瘤的增殖和生长。免疫治疗的

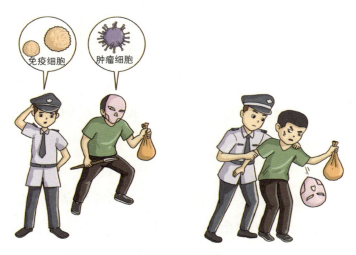

免疫治疗的机制

肿瘤细胞是小偷，免疫细胞是警察。小偷伪装后，警察无法识别小偷。免疫治疗就是让小偷的面具摘下来，警察可以识别小偷，从而抓住小偷

机制完全不同于以往的化疗和靶向治疗，免疫检查点抑制药并不直接针对肿瘤细胞发挥杀伤作用，靠的是自身免疫细胞，通过激活体内免疫系统从而识别和杀伤肿瘤细胞。

（二）免疫治疗的分类

当前我们提到的免疫治疗，主要是指免疫检查点抑制药（immune checkpoint inhibitors，ICI）这类药物。最常用的是程序性死亡受体 1（programmed cell death protein 1，PD-1）抗体和程序性死亡受体 - 配体 1（programmed cell death-Ligand 1，PD-L1）抗体，目前有很多上市的成熟产品可以选择，也有很多该类药物的临床研究仍在进行当中。另外还有细胞毒性 T 淋巴细胞相关抗原（cytotoxic T-lymphocyte-associated antigen，CTLA-4）抗体，也是上市最早的免疫检查点抑制药，目前该类药物更多的研究是与 PD-1 或 PD-L1 抗体联合使用。

除了免疫检查点抑制药作为目前主要的免疫治疗

药物以外，还有一些细胞免疫治疗同样被大家关注，如过继性细胞免疫治疗等，像新闻里提到的上百万一针的嵌合抗原受体 T 细胞免疫疗法（chimeric antigen receptor T-cell immunotherapy，CAR-T）即属于这一类。它是通过基因编辑技术，将能够与肿瘤特异性抗原结合的某种蛋白表达在 T 细胞上，再回输给患者，让这些具有识别和杀伤特异肿瘤细胞的免疫细胞进入身体里，找到相应的靶细胞来发挥作用。不仅是 CAR-T，当前在临床研究当中还有 T 细胞受体工程化 T 细胞疗法（T cell receptor-gene engineered T cells，TCR-T），自然杀伤性 T 细胞疗法（natural killer T cell，NK-T），都是很有前景的方向。但是就目前还没有成熟的针对肺癌的产品，都是处在临床研究阶段。

（三）免疫治疗肺癌的临床应用

有敏感驱动基因突变的肺癌患者首选针对性的靶向治疗，而免疫检查点抑制药的出现，为驱动基因阴性的肺癌患者带来了新的希望，在短短几年的时

间中已经完全颠覆了肺癌的传统治疗格局，全面进入
肺癌治疗的多个阶段。从晚期肺癌患者免疫单药或者
免疫联合化疗，到局部晚期肺癌患者同步放化疗后免
疫巩固治疗，再到早期可手术的肺癌患者术前新辅助
免疫治疗和术后的辅助免疫治疗，即使是敏感突变
的肺癌患者，在靶向治疗耐药后，也可能会从免疫
检查点抑制药的治疗中获益。PD-L1 抑制药包括舒
格利单抗、阿替利珠单抗、度伐利尤单抗、阿得贝
利单抗及恩沃利单抗等；PD-1 抑制药包括卡瑞利珠
单坑、替雷丽珠单抗、信迪利单抗、斯鲁利单抗、
派安普利单抗、特瑞普利单抗、帕博丽珠单抗及纳武
利尤单抗等。还有同时作用于 PD-1 及 CTLA-4 的双特
异性抗体药物。临床中根据患者的 PD-L1 表达水平、
药物获批适应证等因素，选择患者的适用药物。

（四）联合友军

　　PD-1/PD-L1 抗体用于非小细胞肺癌的治疗也有
相对优势的人群选择，如肿瘤细胞 PD-L1 表达越高

的患者，从 PD-1/PD-L1 抗体的治疗中获益就越多。因此指南推荐，肿瘤细胞 PD-L1 表达在 50% 及以上的非小细胞肺癌，可以单用免疫治疗。PD-L1 低表达或阴性表达的肺癌患者，就建议免疫联合治疗。免疫治疗可以联合化疗，多个免疫检查点抑制药与化疗联合用于包括小细胞肺癌和非小细胞肺癌的临床研究均取得了非常好的临床疗效，已经是肺癌一线的标准治疗。由于免疫治疗和化疗的机制不同，所造成的不良反应的发生特点也不同，免疫联

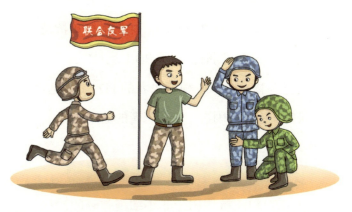

联合治疗，就是希望联合友军，发挥 1+1＞2 的作用，可以更好地发挥疗效

合化疗的毒性一般不会叠加，所以具有增效不增毒的作用。此外，免疫联合放疗也取得了不错的临床效果，甚至免疫联合放疗时，在放射野之外的肿瘤在放疗期间也会因放疗明显缩小，产生远隔效应。免疫治疗还可以联合抗血管生成治疗，包括联合抗体类如贝伐珠单抗以及小分子多靶点的酪氨酸激酶抑制药，同样也显示了很好的临床疗效。

（五）免疫治疗进医保了吗

针对晚期非小细胞肺癌的多种免疫检查点抑制药都已经纳入医保报销目录，随着进入医保的免疫药物逐渐增加，患者可以有更多好的治疗选择。

温馨提示

免疫治疗的不良反应比起化疗显著降低，对生活质量的影响比化疗的影响显著降低。但是不同于化疗的是，免疫治疗的不良反应在治疗后的任何时间都可以发生，甚至在停止免疫治疗后，仍可能出现免疫治疗不良反应。进行免疫治疗后，出现一些新的临床症状，或者临床症状较前加重，都应该及时联系主治医生，及时发现免疫治疗的不良反应，及时治疗。

五、中西医结合的重要性

中西医结合诊疗是我国独具特色的诊疗模式，经过数十年的实践与探索已经证明了中西医结合疗效优于单纯一种医学模式，不能互相代替，可以优势互补。目前我国的肺癌中西医结合规范化阶段化诊疗体系日渐成熟，即西医的手术、放化疗、靶向治疗、免疫治疗等以直接针对肿瘤为主，也就是我们常说的"消瘤"为主，中医的中药、针灸、导引等手段在预防肺癌发生、肺癌术后康复、疼痛管理、情绪管理、各种治疗时的减毒增效、提高生活质量等方面发挥作用，在抗击肺癌的同时为西医治疗保驾护航，逐渐形成了中西医结合肺癌全程诊疗管理体系，可在肺癌不同治疗阶段，发挥中医、西医不同优势，优化诊疗效果。

（一）中医对肺结节的认识

"肺结节"是一个西医病名，在古代中医中，并没有"肺结节"病名的记载。中医对一个疾病的认识，一般是从症状入手，再结合其他的伴随症状来诊断治疗，称之为"辨证论治"。但是肺结节通常是在体检的时候、通过胸部 CT 等检查发现的，所以大部分人都没有表现出和肺相关的症状，只有很少一部分人是因为咳嗽、胸闷、气短等症状主动就诊发现。"结节"通常与中医中的"癥瘕积聚"对应，是对一些良性或者恶性肿块的泛称。比如我们熟悉的"甲状腺结节",良性的中医称为"瘿瘤",恶性的称为"石瘿";"乳腺结节",良性的称为"乳癖",恶性的称为"乳岩"。肺结节,顾名思义,是长在肺上的结节。中医直接把现代医学的病名当作中医的病名,所以中医也叫肺结节,在其基础上,根据患者的其他全身症状或者体质以及现代医学对中医药药理作用机制的最新认识来论治,即"辨病 – 辨证 – 辨体"相结合论治。

(二)中医理论中肺结节的形成原因

中医一般从内、外两个因素来分析。内在原因主要是因为"虚",体质虚弱的时候,气虚不能推动人体气血津液的正常运行,就会出现瘀血、痰饮等病理产物,逐渐蓄积,就会形成"结节"类的肿物;从另一个角度来说,当抵抗力低下的时候,就容易被邪气侵犯,形成"积聚"。另外情志不畅则肝气郁结、饮食不节则内生痰湿等都和结节的产生有一定关系。外在原因主要是感受"六淫之邪",所谓

"六淫之邪"是中医对自然界风、寒、暑、湿、燥、火六种邪气的总称，其中，肺结节与寒、湿的关系最大，吸烟、雾霾、毒物接触（电离辐射、致癌因子）都可能和肺结节的产生密切相关。总而言之，中医认为肺结节的形成是机体内外功能失调所致。

（三）中医理论中容易出现肺结节的人

从中医关于肺结节的病因病机中可以看出，以下几类人相对容易出现肺结节。

1. 先天禀赋不足的人

既包括我们前面所说的先天体质虚弱之人，容易感受外邪侵袭而导致肺结节；也包括我们现在所说的有家族史的人，基因里面就带了肺癌基因。

2. 经常生活不规律的人

经常熬夜、不按时吃饭或者大吃大喝、过度劳累等情况，这会导致机体的内分泌功能紊乱，造成机体的免疫力下降，增加机体发生肺结节的风险，甚至影响机体的寿命。

3. 经常生气或者压力大的人

情志失调是造成内伤病的主要致病因素之一。现代人们生活、工作压力都比较大，如果遭遇突然、强烈或长期持久的情志刺激，超过了人体本身的正常生理活动范围，就会使人体气机紊乱、脏腑阴阳气血失调，可能导致肺结节的产生。

（四）中医防治肺结节的方法

针对肺结节防治的关键是辨别肺结节的良恶性，其中有恶性倾向者采取手术治疗即可获得良好的疗效和预后；但对于影像学诊断证据不足或暂不具备病理活检适应证的群体缺乏有效的预防干预措施，在肺结节漫长随访复查中的恶变机会将显著增加受检者的焦虑心理。中医的优势在于可以通过"辨病 – 辨证 – 辨体"结合对肺结节进行全程管理。

1. 注重预防肺结节

"未病先防"的治未病理念是中医的重要学术

思想，总的原则就是要"法于阴阳，和于术数，饮食有节，起居有常，不妄作劳"，意思是说人要效法自然，遵循天地阴阳及自然变化规律，按照春生、夏长、秋收、冬藏的养生准则，"春夏养阳，秋冬养阴"，这是养生的总纲领。

2. 肺结节的早期治疗

在肺结节良恶性未明确的复查等待期间，中医即可介入治疗。此时的中医主要有两个方面的作用：一是通过具有益气养阴、化痰活血、软坚散结等功效的中药消散肺结节；二是可以通过疏肝解郁的药物舒缓患者的焦虑情绪。

如果已经明确为恶性，应该采用中西医结合的方式治疗。根据具体病情，在手术、放疗等治疗的同时，配合中医药可以促进术后恢复、减轻放化疗不良反应，同时对防治复发、转移，提高生活质量，延长生存期有一定作用。

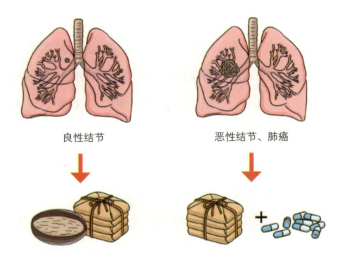

良性结节　　　　　　　　恶性结节、肺癌

中药可以治疗肺结节吗？
肺结节的病因不明确，对于感染性、良性结节，中药可能有一定作用；但是对于恶性结节、肺癌，单独中医治疗往往疗效不佳，需要中西医结合治疗

温馨提示

　　确诊肺癌后，正规医院、胸部肿瘤专科医院就诊非常重要，进行个体化的靶向、免疫、化疗、手术等治疗，同时

进行中西医结合的治疗，获得治疗疗效
的最大化。不可以偏听偏信一些偏方、
迷信一些祖传方法或者秘制药品，而不
做规范化治疗，从而可能延误病情。

（五）肺癌术后的中医治疗

中医认为手术会损伤人体元气，而肺主一身之气，体内气的生成尤其是宗气的生成，与肺吸入的清气密切相关，肺癌术后常见的不适有：手术部位疼痛、排气排便障碍、咳嗽、乏力等，中医通过中药汤剂、针灸、推拿等方式可以有效地缓解此类情况。

1. 术后疼痛

肺癌术后疼痛是肺癌切除手术最常见的并发症之一，术后急性疼痛发生率近90%，慢性疼痛发生率为40%～60%，且仅有不足50%的术后患者能得到充分镇痛。中医尤其是针灸对于术后疼痛有良好的止痛效果。

(1) 梅花针：在术区疼痛最明显区域用梅花针轻轻叩刺，以局部皮肤潮红或微微出血为度，每次或隔日 1 次。

(2) 刺血拔罐：选择疼痛最明显处，用一次性无菌采血针刺血，然后用真空气罐拔罐，留罐 8 分钟，每周 1～2 次。

(3) 毫针：选择阿是穴（疼痛最明显处）、合谷、外关、阳陵泉等进行针刺，每次或隔日 1 次。

(4) 中药：根据疼痛部位、性质、时间、程度等，结合舌脉症状进行辨证论治，多以补气、活血、化瘀、止痛为主。

2. 术后排气、排便障碍

肺癌术后排气、排便障碍非常常见，多发生在术后 3 天内。中医认为肺与大肠相表里，肺癌切除术后损伤肺气，影响肺的宣发肃降功能，从而导致大肠传导功能失职，出现腹胀不排气、排便的情况，中医可以快速帮助排气、排便。

(1) 针灸：选择足三里、上巨虚、下巨虚、合谷、太冲等穴位针刺，一般 1 次针灸后即可通气。

(2) 中药外敷：将丁香、肉桂、花椒、大黄、白芷等具有芳香、温经行气的药物研成细末，取适量温水调敷肚脐眼。

(3) 中药内服：常选用四磨汤、香砂六君子汤、承气汤类辨证治疗。

3. 术后咳嗽

咳嗽是肺癌术后最常见、最普遍的并发症之一，大部分会逐渐减轻，少部分迁延不愈变成慢性咳嗽。其原因可能与术中挤压肺组织，牵拉刺激肺门及支气管，反射性引起呼吸道分泌物增加、肺组织挫伤等有关。中医认为咳嗽是因为手术引起肺气受损，肺的宣发肃降功能失常所致，中医可以有效防治肺癌术后咳嗽。

(1) 预防咳嗽代茶饮方：人参（或西洋参、党参）3～5 克、麦冬 5～10 克、五味子 2～3 克、陈皮 3～5

克；术后即可开始用开水冲泡代茶饮；可以起到益气养阴、润肺化痰、预防咳嗽的作用。

(2) 咳嗽轻者：可以选择用北沙参、麦冬、黄芪、银耳、雪梨、川贝、陈皮等具有益气养阴、润肺化痰作用的中药代茶饮，比如我们常说的银耳川贝雪梨羹。

(3) 咳嗽重者：应该结合中医的望闻问切、辨证处方，临床中以气阴亏虚、阴虚火旺、痰湿/痰热蕴肺等类型最多见，常用方剂有沙参麦冬汤、清燥救肺汤、六君子汤、苓甘五味姜辛汤、止嗽散等。

4. 术后乏力

肺癌术后乏力也是常见症状之一，气短、乏力常相兼出现。中医认为手术损伤人体元气，而肺又主气、司呼吸，气少了自然会觉得没有力气，呼吸的时候气上不来，大部分人能够很快恢复，而部分先天不足、体质虚弱，或手术切除范围较大的人，需要借助中医来补气，最常用的方法是口服汤药。乏力较轻者，可以选择中药代茶饮，常用西洋参、人参、党参、黄芪、莲子、山药、茯苓、大枣、桂圆等具有健脾益气的药物，中医认为脾主运化，可以把我们吃进去的食物化生为精微物质，并传送到全身，进一步转化为人体活动所需要的能量，所以又称脾为气血生化之源，"后天之本"。如果乏力较重，则需要口服汤药，除了健脾，还要考虑补肾，常选用补中益气汤、金匮肾气丸、升陷汤、八珍汤等健脾补肾。另外，艾灸也可以起到很好的补气效果，可选用气海、关元、足三里、肾俞等补肾健脾的穴位艾灸，每次每穴 15～30 分钟，每日或隔日 1 次。

此外，肺癌术后其他常见症状、体征如发热、尿潴留、局部伤口感染等，中医均有较好的临床疗效，可以帮助患者更快、更好地恢复。

（六）肺癌术后复发、转移的中医防治

解剖性肺切除术是早中期肺癌的主要治疗手段，也是目前临床治愈肺癌的重要方法。肺癌手术分为完全性切除、不完全性切除和不确定性切除。

应力争完全性切除，以期达到完整地切除肿瘤，减少肿瘤转移和复发。但是，即使是早期肺癌行完全性切除后，仍然存在一定的复发、转移风险。术后除了按照治疗要求进行放化疗等治疗外，可以考虑结合中医治疗，中医药在该阶段可以发挥预防肺癌术后复发转移的作用，也可以通过调理身体，解决或者缓解因为术后带来的一些临床症状。

（七）肺癌化疗时的中医治疗

化疗药物的不良反应在一定程度上影响了患者生活质量，甚至影响治疗进程。中医药在缓解化疗所致不良反应，比如骨髓抑制、消化道反应、周围神经病变、化疗药物所致皮肤黏膜损伤等方面有着较好的疗效，在化疗同时配合中医药治疗，可以达到减毒增效、提高生活质量的作用。

1. 化疗后骨髓抑制

骨髓抑制是化疗最常见的不良反应之一，包括白细胞减少（中性粒细胞减少）、红细胞减少（贫血）、血小板减少，很多肺癌患者因为严重骨髓抑制而不得不放弃化疗，而中医药可以有效防治化疗引起的骨髓抑制。

(1) 白细胞减少：中医学认为，白细胞与"卫气"有相似之处，白细胞减少关键病机在于气虚，所以需要健脾益肾补气，可以选择艾灸、针刺、中药等方式治疗。①艾灸：常选用气海、关元、足三里（一侧），每次每穴艾灸 15～30 分钟，每日或隔日 1 次。②针刺：可选用"老十针"（上脘、中脘、下脘、天枢、气海、足三里、内关）健脾益气，平补平泻，留针半小时，每日或隔日 1 次。③刮痧：可在后背督脉（脊柱）、膀胱经、胆经等刮痧，生白细胞效果疗效显著。④中药汤剂：常选用黄芪、党参、茯苓、白术、甘草、大枣、枸杞、山药等健脾益气的中药煎汤口服。

(2) 红细胞、血小板减少：中医学认为，红细胞、血小板均为阴血所化生，其病机以阴血亏虚兼有血瘀为主，但是"有形之血不能速生，无形之气所当急固"，意思是阴血是很难一下补上来的，而气可以快速生成，气属阳、血属阴，气血可以相互化生，气足了血自然足，所以需要在滋阴养血同时，还要加强补气、活血，常用的方剂有八珍汤、人参养荣汤、归脾汤等。更重要的是要预防，我们可以选择一些药食同源的药物代茶饮或者熬粥、熬汤，比如我们熟悉的五红汤（红皮花生、红枸杞、红豆、红枣、红糖）、桂圆莲子红枣羹等，坚持服用，均有一定的生红细胞、血小板作用。同时要强调的是，化疗期间要多吃肉，尤其是红肉（如牛肉、羊肉等），这是中医所说的血肉有情之品，功效和阿胶等滋补品一样，甚至补血效果更好。

2. 化疗后消化道反应

消化道反应是化疗的常见不良反应，以恶心、呕吐、食欲减退、腹泻等症状为主。临床上，由于消化道不良反应而减少药物剂量或者停止治疗的情况并不少见，严重影响了治疗效果，中医药在防治化疗消化道不良反应方面疗效显著。

(1) 恶心、呕吐、呃逆：中医学认为，恶心、呕吐、呃逆的病机为胃失和降，导致胃气上逆，治疗法则是和胃降逆止呕，中医可以有效防治恶心、呕吐、呃逆的发生。①针刺：常选用内关、中脘、足三里、太冲等穴位，用撤针、毫针进行治疗；董氏奇穴中的火星上、下穴（掌心向上，分别在中指第一节和第二节正中央处）是止呕、止呃的特效穴，用力揉按后即可起效；也可以采用耳针法，每次选择胃、贲门、食管、交感、神门、脾、肝中的 3~4 穴压丸治疗。②中药：对于比较轻的恶心、呕吐、呃逆，可以用姜枣汤（生姜 3 片，大枣 3 枚）代茶饮，生姜是护胃止呕要药，还可以解毒，所以我们炒菜离不开生姜，大枣健脾养血，姜枣合用可以保护我们的脾胃不受伤害；比较重的时候，需要辨证选用香砂六君子汤、橘皮竹茹汤、旋覆代赭汤、小半夏汤等具有健脾和胃、降逆止呕的方剂来治疗；另外，对于一些呕吐严重、不能进食者，还可以用具有芳香化湿止呕的中药如白芷、吴茱萸、肉桂、干姜、花椒等研成细末，取适量敷在肚脐眼上，疗效显著。

(2) 食欲减退：食欲减退的中医病机为脾胃虚弱，治疗法则为健脾益胃。常用方法如下：①针灸：常选用"老十针"（上脘、中脘、下脘、天枢、气海、足三里、内关），针刺或者艾灸均有良效；②中药：症状较轻者，可以用山楂、麦芽、谷芽等具有消食开胃的中药代茶饮，或者服药保和丸、大山楂丸、香砂六君子丸等中成药；严重者，需口服汤药，常选用香砂六君子汤、健脾丸、半夏泻心汤等健脾消食和胃的方剂，肾虚者可以配合金匮肾气丸、金匮统元方等补肾。食欲减退常与恶心、呕吐等同时出现，治疗思路大同小异。

(3) 腹泻、便秘：腹泻和便秘也是化疗后常见的消化道不良反应，腹泻的基本病机是脾虚湿盛，针灸常选用"老十针"，中药多以参苓白术散、四神丸、乌梅丸等健脾化湿止泻为主。便秘是因为脏腑功能失调，肠腑壅塞不通或肠失滋润，大肠传导不利。针灸多选用大肠俞、天枢、上巨虚、下巨虚、支沟、足三里等穴位，强刺激以调理肠胃，行滞通便；还可以让患者家属从上到下揉按后背督脉（大椎到腰阳关）、膀胱经，以刺激肠道蠕动，帮助通便。便秘实证常用承气汤类、枳实导滞丸等通便；虚证中气虚者可用补中益气汤加大黄，阴虚肠燥者，可用增液承气汤、麻仁润肠丸等滋阴润燥通便。

3. 化疗后周围神经病变

周围神经病变是紫杉醇、铂类化疗药的常见不良反应，主要表现为四肢末端的麻木、疼痛，病变部位极度敏感不可触碰，治疗不及时可能逐渐加重，影响行走、睡眠等，严重降低生活质量，中医可以有效改善其症状。①针刺：在四肢末端局部选择相应穴位，上肢以曲池、外关、合谷等为主，下肢以足三里、委中、阳陵泉、太冲、三阴交等为主；也可以选择在手指尖、脚趾尖点刺放血。②中药：内服常用黄芪桂枝五物汤、当归四逆汤、独活寄生汤等补气养血、温经散寒通络；外用红花、艾叶、透骨草、乳香、没药、老鹳草、豨莶草等温经散寒、活血通络的中药泡洗，均能收到较好的疗效。

4. 化疗后皮肤黏膜反应

化疗药物易损伤皮肤毛细血管，引发皮肤黏膜毒性反应，或在静脉输液过程中出现药物外渗的事件，常出现手足部红斑、水肿、脱皮，也可出现水疱、溃疡肿胀等，严重时会发生局部感染或卧床不起等，中医在改善化疗引起的皮肤反应有较好的疗效。

(1) 药物外渗引起的皮肤溃疡：有一个李佩文教授的经验方"溃疡油"（紫草30克，生大黄60克，白及30克，红花30克，当归60克，生黄芪60克，清香油泡7天或植物油煎30分钟，油涂患处）疗效非常好。

(2) 口腔溃疡：对于反复发作的口腔溃疡，有一个外用经验方"茱肉散"（吴茱萸：肉桂=10：1，研成细末，取适量，用温开水或者陈醋调成牙膏状，一定不要太稀了，然后用橡皮生肌膏粘好，贴在脚底涌泉穴上，睡前贴上，醒后揭下），有不错的疗效。

(3) 皮疹：需要结合中医舌脉症辨证论治，常用方剂有当归饮子、龙胆泻肝汤、犀角地黄汤等。

综上所述，中医在改善化疗引起的各种不良反应中，均有较好的临床疗效，有些问题患者按照我们介绍的方法就可以自己解决，比较严重的时候可以结合中医大夫的辨证论治。

（八）肺癌治疗间歇期的中医治疗

无论是化疗还是靶向、免疫、放疗，都会产生一定的不良反应，所以如何防治这些不良反应，让身体快速恢复，显得尤为重要，而中医药常常能够有很好的疗效，中医、中药越早介入，出现不良反应的概率也可能越小，程度也越轻。注意的是，需要在正规的中医肿瘤科接受正规治疗，避免中药的不合理使用导致对机体的损伤。

（九）如何中西医结合治疗肺癌

中西医结合治疗肺癌是我国独具特色的治疗模式，我们常说中西医就好比人的两条大腿，只有两条腿相互配合、协同才能走得更好、更远，这是我们一直在探索的方向。那么，中西医各自都有哪些优势？又该如何完美结合呢

1.西医的优势和短板

目前治疗肺癌的主流医学是现代医学，即我们常说的西医。根据肺癌的不同病理类型和不同发展阶段采取相应的治疗手段，并且具有较好的临床疗效。手术治疗、化疗、靶向治疗、免疫治疗、放疗等，都是目前治疗肺癌的重要手段，而且有大型的临床研究、比较成熟的研究方法，判断各种治疗方法的治疗效果。治疗有很强的规范性。但西医治疗可能出现的并发症和不良反应，在一定程度上影响患者的生活质量。

2. 中医的优势和短板

中医药的两大理论特点是"整体观念"和"辨证论治"。"整体观念"既强调人体是一个有机的整体，也强调人与自然的统一性，既要分析肺脏本身的问题，还要分析人体其他脏器和病理产物对肺脏的影响，还要包括人体以外的自然界对肺脏的影响，有时候还可以结合五运六气（比如我们的出生年月日）等因素来分析肺癌发生的概率大小。"辨证论治"是中医认识疾病和治疗疾病的基本原则，需要先了解肺癌的病理类型、发展阶段、治疗方案等，然后在此基础上辨证施治。但是中医药治疗的短板也很明显。第一是中药不能像靶向药一样的针对性、精准性；第二是起效较慢；第三是对防治肺癌的内在机制研究尚待进一步深入；第四是强调个体化治疗，很难形成可推广的治疗方案。

3. 中西医结合是最佳模式

实践与探索已经证明了中西医结合疗效优于单纯一种医学模式，不能互相代替，可以优势互补。

目前我国的肺癌中西医结合规范化阶段化诊疗体系日渐成熟，即西医的手术、放化疗、靶向治疗、免疫治疗等以直接针对肿瘤为主，中医的中药、针灸、导引等手段在预防肺癌发生、肺癌术后康复、疼痛管理、情绪管理、各种治疗时的减毒增效、提高生活质量等方面发挥作用，形成中西医结合肺癌全程诊疗管理体系，可在肺癌不同治疗阶段，发挥中医、西医不同优势，优化诊疗效果。我们相信，通过中西医结合的不断努力，我国的肺癌治疗效果将得到更好的改善。

六、多学科诊疗

临床上，绝大多数肺癌患者会接受多种的治疗方法，如何科学、合理地安排这些治疗方法的顺序或者如何联合，需要肿瘤内科、胸外科、放疗科、影像科、病理科医生等多个肿瘤相关专业的专家共同讨论，即多学科诊疗，英文简称 MDT，为患者制定最适合的治疗方案，使患者获得更好的生活质量和更长久的生存。目前肺癌的治疗主要根据临床分期选择不同的治疗办法，主要的治疗手段包括外科手术、化疗、放疗、靶向、免疫治疗等，可根据患者情况，选择上述几个方式的联合治疗。

（一）术前新辅助治疗

手术治疗是早期肺癌的主要治疗手段，但对于已有纵隔淋巴结转移的相对晚期的肺癌患者，先给予手术治疗往往病灶难以切除，如病灶切除不彻底，术后肿瘤很快复发和转移，对延长生存效果较差，故目前主张采取手术前通过化疗、放疗、靶向或免疫治疗的办法将肿瘤变小，消除微转移，从而增强手术完全切除的机会和延长患者生存期，对这些术前治疗的办法称之为新辅助治疗。有些研究已经证实新辅助化疗相比于单纯手术可以显著改善生存，5 年生存率提高 5%。在晚期肺癌中，免疫检查点抑制药，如新辅助 PD-1/PD-L1 单抗单药或联合化疗可以延长患者的总生存。新辅助 *EGFR* 或 *ALK* 靶向药物对于一部分患者也有一定的临床获益及可行性，且并不增加毒性和围术期并发症。

（二）围术期气道管理

作为围术期管理的重要组成部分，围术期气道管理不仅对肺的手术，对所有外科手术术后康复都有重要意义。

1. 围术期气道管理的作用

患者手术后多处于平卧位，静息通气期间的气道封闭增加，功能残气量增大，肺部不能完全扩张，会造成通气不足。加上胸部切口疼痛、术中与术后镇静、镇痛药物的应用而无法咳嗽、咳痰，这些都可能导致痰液潴留和堆积，增加术后出现肺炎等并发症的概率。术后肺炎为外科术后患者常见并发症和医院感染类型，占所有医院获得性的肺炎50%。研究显示，上腹部手术中术后肺部并发症发生率为16%～17%，而在胸外科，这一数字则高达

19%～59%。术后肺部并发症往往影响患者的各项预后指标，不利于患者康复。因此手术患者通常需要给予气道管理，尤其是对于术后痰量增多或痰液不易咳出者，气道管理可以有效减少并发症、缩短住院时间、降低再住院率及死亡风险、改善患者预后，减少医疗费用等。

2. 围术期气道管理的过程

(1) 术前管理：术前干预主要包括健康教育、戒烟、呼吸功能训练、有效咳嗽以及必要的雾化吸入治疗。术前的注意事项如下。①对于择期手术患者，术前应至少戒烟2～4周，长期吸烟的患者呼吸道往往存在定植的细菌，易导致术后肺部炎症的发生。因此术前戒烟是必要的。②呼吸功能的训练能增加呼吸肌肌力和耐力，能使患者维持体能，减轻患者主观和劳力性呼吸困难，减轻呼吸困难和疲乏症状，改善运动耐量和生活质量。包括腹式呼吸及缩唇呼吸等呼气训练。患者可以视能接受的程度，在无明显不适的情况下，深呼吸7～8次/分钟，持续 10～20 分钟，3～4 组 / 天。而缩唇呼吸是一种呼气时缩唇鼓颊缓慢呼气的动作，在无明显不适的状况下，训练 10～20 分钟 / 次，6～8 次 / 天。5次深呼吸后休息 1 次，如此循环往复，手术前训练 2 次 / 天。若出现心率加快，呼吸困难，应立即停止训练并寻求医生帮助。③正确的咳嗽、咳痰方法对于支气管内痰液的清除、气道功能的恢复以及防止术后气道阻塞、感染也具有重要作用。患者应取半卧位或半坐卧位，双手抱紧交叉于伤口前，先轻咳使痰松动，再深吸气，屏气，稍等片刻后用力咳嗽一两次，排出痰液。必要时可以请护理人员以手腕的力量从肺底自上而下，由外而内，迅速、有节律地叩击背部，帮助痰液排出。④对于部分具有高危因素的患者，医生可能会根据病情在围术期以雾化吸入的方式，预防性应用抗菌药物、糖皮质激素、支气管舒张药及黏液溶解药，以清除气道内分泌物，降低术中支气管痉挛的发生率，改善由于手术因素导致的肺表面活性物质的下降，并降低肺炎、肺不张等肺部并发症的发生率，加速患者术后肺功能的康复。

(2) 术中管理：术中由于医师麻醉及手术操作、麻醉药物的使用、患者体液失衡等因素可能会增加患者发生肺部并发症的风险，但作为患者，无须过度担心，因为医生会尽可能避免这些可能会引起肺部并发症发生的相关因素。

(3) 术后管理：术后是患者恢复正常体征的时期，所以此时的气道管理尤为重要。患者由于麻醉苏醒时间长、术后疼痛、痰潴留、引流管堵塞或不畅等可增加发生肺部并发症的风险。这时医生一般会采取缩短苏醒时间、有效镇痛、保持气道通畅（有效咳嗽、使用黏液溶解药、支气管镜辅助吸痰）、合理管理胸腔引流管、早期下床活动、加强液体管理等措施来帮助术后肺功能的恢复。术后患者需要注意以下方面。①术后早期开始呼吸训练，每日定期进行深呼吸运动，帮助气道功能的恢复，通过有效咳嗽排出痰液。②饮食方面则可以视自身情况尽快恢复经口的饮食，减少静脉液体的摄入量。③患者在卧床期间应经常变换体位，并应尽可能早期下床活动，进行一些有限度的锻炼。

温馨提示

患者术后的活动，一定要遵循循序渐进的原则，不可操之过急。同时，作为家属，应避免过多人群的探视，患者术后身体虚弱，不宜接待客人，而且过多接触客人，也增加呼吸道交叉感染的风险。

3. 围术期气道管理常用药物

围术期常用气道管理治疗药物通常包括黏液溶解药、抗菌药物、糖皮质激素及支气管舒张药等。围术期应用黏液溶解药能够明显改善由于手术因素导致的肺表面活性物质下降，并降低肺炎、肺不张等肺部并发症的比例，加速患者术后肺功能恢复，改善呼吸症状。

对于术后气道感染风险较高的人群，如气管内致病性定植菌感染发生率显著增高的患者，应于术前预防性应用抗菌药物。如术后出现肺部感染表现，应进一步行血常规检查、胸部 X 线片、痰液细菌培养及药敏试验选用敏感抗生素。

围术期气道管理是加速康复外科（ERAS）的核心内容之一，贯穿于患者住院前、术前、术中、术后及出院后的全程治疗过程，需要医护一体化和呼吸科、麻醉科、疼痛科、康复科等多学科协作。在循证医学证据指导下，通过术前综合评估，制订个性化戒烟、呼吸训练、运动等围术期肺康复措施，可减少围术期心肺并发症，缩短住院时间，促进患者康复。而作为患者，则应积极配合医生指示，视自身情况，尽早有效开展术后的呼吸康复与锻炼活动。

（三）术后辅助治疗

根治性手术后仍然会在术后出现复发转移，导致生命受到威胁。所以术后辅助治疗同样重要。为了减少肿瘤复发，消除体内微转移灶，巩固手术治疗效果，待患者从手术创伤中基本恢复后，术后 1 月左右开始化疗等治疗，称之为术后辅助治疗。辅助治疗的方式有化疗、放疗、靶向、免疫等治疗方法。

1. 辅助化疗

化疗仍然是最基本和重要的手段，一般辅助治疗 4 个周期。辅助化疗主要针对肿瘤切除的 Ⅱ～Ⅲ 期患者，能提高这部分患者的生存率，而对 ⅠA 期肺癌术后不需要做辅助化疗。而对 ⅠB 期肺癌患者则需要根据具体情况，如果存在高危因素，比如肿瘤的分化程度差、肿瘤较大、肿瘤侵犯胸膜、脉管浸润等，则需要辅助化疗。

2. 辅助放疗

非小细胞肺癌根治术后无须常规辅助放疗。对于手术切缘阳性的非小细胞肺癌仍然建议进行术后放疗。

3. 辅助靶向

术后辅助靶向治疗可以带来显著获益。对有 *EGFR L858R* 或 *19del* 突变的ⅠB～ⅢA期患者，可以选择口服有适应证的 *EGFR* 靶向药物；对于 *ALK*、*ROS-1*、*BRAF*、*RET* 和 *MET* 等基因突变，目前还没有大样本研究证实术后适合使用靶向药。

4. 辅助免疫治疗

PD-1/PD-L1 免疫检查点抑制药适应证都是针对无法手术的晚期肺癌患者。但有越来越多的研究证实术后辅助免疫治疗能够延长无病生存期和总生存期，国家药品监督管理局最新批准了对 PD-L1 表达阳性肺癌患者，可选择化疗后继续免疫辅助治疗 1 年。

（四）维持治疗期间的注意事项

对于晚期肺癌患者标准的治疗，通常建议应用

4~6 个周期化疗或以化疗为基础的联合治疗，在这之后如果放任不管，肺癌很可能就会卷土重来，这时候如加用维持治疗就可能会起到限制肿瘤生长的作用。维持治疗所用的药物可来自于初始的化疗方案，也可能会重新选择药物。维持治疗的持续时间并无固定要求，通常是根据治疗的相关的不良反应和病情进展状况而个体化确定。维持治疗虽然有诸多益处，但同样也存在不良反应。例如，化疗维持治疗可引发疲乏、恶心、食欲减退、骨髓抑制，抗血管生成维持治疗可出现高血压、蛋白尿、出血，免疫维持治疗则可对肺、消化道、肾脏等多个系统产生影响。此外，维持治疗也会带来费用升高，以及就医更为频繁等不利之处。维持治疗期间注意要保持良好的情绪，营养均衡，适量活动，定期到医院复诊，抽血，查血常规，肝肾功能等，并行胸部 CT 等检查，评估肿瘤病变情况。

（五）肺癌治疗的相关并发症及处理

1. 手术并发症

随着现代胸腔镜的应用，目前肺癌的手术已基本都是微创手术，手术切口原来 20 厘米以上切口逐渐被当前的 3～4 厘米长的微创胸腔镜手术切口取代，创伤及疼痛大大减少。不仅手术切口有了改变，而且随着肺癌早筛早诊，越来越多的早期肺癌的发现，手术方式也发生了很大的改变，原来的常规的肺叶切除，逐渐被肺部分切除所取代，切除的肺组织越来越少，保留的肺功能增多，使得患者恢复时间明显缩短，大多术后 3～4 天就可顺利出院。虽然说手术创伤小了，但手术风险和并发症依然可能存在，包括呼吸功能不全，严重者可出现呼吸功能衰竭、支气管胸膜瘘、脓胸、肺不张、喉返神经损伤后声音嘶哑、肺栓塞、心律失常等。

温馨提示

①手术前坚决禁烟，积极呼吸功能锻炼；②对合并慢阻肺患者，特别是并发肺部感染，术前应用抗生素、祛痰、雾化等治疗；③术后尽早下床活动，适量多活动，多咳嗽，并咳好痰等等。这些措施可大大减少术后并发症的发生率。

2. 化疗并发症

随着第三代新型化疗药物的临床广泛应用，目前化疗相关不良反应有了很大改观，对于多数不良反应，患者都是可以耐受的。化疗常见的不良反应，主要是胃肠道和骨髓抑制反应，如食欲下降、恶心、呕吐、便秘或腹泻、白细胞和中性粒细胞减少、贫血、血小板减少，还有脱发、乏力等不良反应。

3. 放疗并发症

近年来放疗设备和技术都有了很大的进步，目前主要的放疗是三维适形放疗，随着调强放疗和图像引导放疗的使用，质子和重粒子放疗设备引入临床，肿瘤放疗靶区定位更加精准，周围正常组织的损伤明显降低，提高放疗效率同时也显著降低了治疗相关的毒性，改善了患者的长期预后。放疗常见的不良反应，全身反应表现为一系列的功能紊乱与失调，如精神不振、食欲下降、身体衰弱、疲乏、恶心呕吐、食后胀满等，轻微者可不做处理，重者应及时治疗，结合中医中药，提高机体的免疫力。局部反应主要是放射性皮肤损伤，放射性食管炎，放射性肺炎等。不论是全身还是局部反应，多数患者反应轻，无须处理；反应重的患者，给予对症处理、支持治疗。

4. 靶向及免疫治疗并发症

EGFR 靶向药常见不良反应主要是皮疹、腹泻、转氨酶升高、间质性肺炎等。相比靶向治疗，

免疫治疗进入临床时间较晚，随着国产免疫药获批临床应用，免疫治疗的费用也大幅降低。免疫治疗不同于化疗和靶向治疗，后两者是直接杀肿瘤细胞，而免疫治疗是激活人的免疫能力，依靠人体自己的免疫细胞去攻击肿瘤细胞，因此免疫治疗适用患者范围更广。不过如果免疫治疗药物使得人体免疫能力过于激活，也会带来不良反应，比如免疫性皮疹、甲状腺炎、肺炎，严重者出现免疫性心肌炎、脑炎等。多数情况下免疫不良反应轻微，对较重的不良反应，通过尽早及时的应用激素等对症治疗，大部分也能完全恢复，预后良好。

王　冲　王春茂　李　波　李红霞　田翠孟　撰
庄洪卿　刘树库　刘永刚　李晓燕　校
张　英　汪进良　崔　永　审

第5章
未来可期：不可忽视的康复期

肺癌的治疗包括手术、放疗、靶向治疗、化疗及免疫检查点抑制药治疗（简称"免疫治疗"）等。每一种治疗方式都可能出现并发症，还有疾病本身的影响，都可能造成患者体能状况变差。身体状况变差和患者心理的焦虑，对患者生活质量将产生严重影响。俗话说"疾病三分靠治、七分靠养"，这里蕴涵着传统中医博大精深的"养生"哲学；也契合于现代医学的预防与康复理念。因此在肿瘤治疗的全过程中，都应该高度重视康复训练。有效的康复训练，可以缓解患者因为治疗所致的并发症，也可以降低因为疾病本身带来的不适症状。

一、什么是康复

康复，顾名思义，即恢复健康。是指通过各种措施，使患者的身体功能和心理状态最大程度的得到恢复，从而提高日常生活的能力、社会参与的能力，提高生活质量。肺癌患者在治疗后，需要尽快让身体从治疗的不良反应中恢复，尽可能恢复健康的生活。康复措施包括药物、饮食、心理重建、运动调理等多个方面。

二、饮食营养

应该怎么吃呢？两千年以前《黄帝内经》里面谈到了一个膳食指南，或许同样适宜我们今天的肺癌患者，即"五谷为养，五果为助，五畜为益，五菜为充，气味和而服之，以补精益气"。五谷相当于我们现在所说的五谷杂粮，也就是我们常说的"主食"，五果是指各类瓜果食物，五畜是指各种肉类食物，五菜是指各种新鲜的蔬菜，大概意思是说五谷杂粮是最养人的，应该多吃（糖尿病患者根据情况而定），水果、蔬菜、肉类是在五谷基础上起辅助作用的食物，适量吃。

肺癌患者的饮食种类应该多样化。如果没有肝肾功能的明显异常，饮食中可以增加蛋白质的摄入量，多吃鱼、禽、蛋、乳、豆类等优质蛋白。当食欲不佳的时候，可以考虑少食多餐。好的饮食，胜过补药。对于无营养缺乏的患者，不建议盲目补充营养素。

三、运动处方

肺癌手术后的状况及肿瘤药物治疗、放疗中的不良反应均可能影响患者的运动锻炼。比如术后疼痛等症状不仅影响患者参加运动锻炼，而且可能使患者失去运动的信心。化疗引起的乏力、恶心等也会导致患者无法参加运动康复。另外，患者害怕运动锻炼对自己造成伤害，觉得病了需要休养；家人也觉得需要把患者保护起来，这些都阻碍了患者的康复。

进行有规律的运动锻炼非常重要。进行运动康复对改善肺癌患者心肺功能的降低、癌性疲劳等有积极作用，同时运动也可以改善生活质量及心理状态，甚至可以降低肿瘤复发及进展风险。身体虚弱时可以进行个人居家锻炼，时间及方式简便易行。身体状况允许的时候，可以参与一些适合自己的集体锻炼，有助于患者更好地回归社会生活。每天进行有规律的运动，运动的时间及强度应该逐渐增加，每次运动后应该不感到疲惫、不加重胸闷、气短等症状。步行是最简单易操作的运动方式。八段锦、太极拳、慢跑、做力所能及的家务等都是非常好的运动方式。八段锦是一套益气养生的健身法，古人把这套动作比喻成"锦"，是因为它的动作如锦缎般舒展优美，又因为分八段，每段一个动作；八段锦简单易行，整套动作流畅连绵，动静结合。认真打完一整套动作 10 分钟左右，时间长度适宜，并且会微微出汗，而"肺主皮毛"，微微出汗可以帮助提高肺的宣发肃降功能，增强我们的呼吸能力，改善咳嗽、胸闷、憋气等症状，非常适宜肺癌患者练习。如果身体状态特别棒，还可以进行慢跑、游泳、登山等锻炼方式。

在化疗等治疗期间，应该注意不去人群多的区域运动。每天几次短时间的运动比一次长时间的运动，效果并不差。总之，除非因身体特殊情况需要限制运动，否则，动起来，就比不动强。

四、睡眠管理

好的睡眠有利于保持乐观的心情以及身体的康复。因此，睡眠管理非常重要。安静的环境、舒适的床垫、温度适宜的房间，是好睡眠的基础保证。尽量保持规律的作息，从而保证生物钟的规律，也是好睡眠的保证。白天增加适量运动，可以改善睡眠质量。如果入睡困难，通过调整作息时间及调整心情都无法改善，可以口服一些帮助睡眠的药物。配合帮助睡眠药物的同时，同样应该尽量通过恢复规律的作息、进行适量的运动等，调整睡眠质量。

五、心理康复

在得知肺癌诊断的两周内，会产生"情绪休克期"，这的确是一个残酷的事实，担心、委屈、焦虑、抑郁等各种负面情绪都可能出现，患者或者不承认、或者怀疑恐惧，这是正常的心理防御。在这些情绪的影响下，会出现食欲下降、失眠、疲劳等，这时候就已经需要康复介入了。

不要认为"肺癌就等于死亡"，其实早期肺癌可实现治愈，即使晚期的肺癌也能通过各种手段延长生存。患者需要自我保持积极、乐观的心态，调整自己的情绪，主动进行心理康复，要努力让自已活得充实和美好。如果自我无法调整，建议心理疾病科室就诊，进行心理干预。研究证实，抗抑郁药物除了治疗抑郁症，还可以缓解癌症的不良反应。总之，心理康复对患者重拾生活的信心、平和面对疾病的状态以及综合治疗的疗效均至关重要。

六、家庭康复

肺癌的治疗更是一场持久战，这对于整个家庭的精力、财力都会带来巨大的挑战，家庭中出现肺癌患者，家庭成员往往也因此在生活等方面出现重大改变，因此要做好客观分析。家庭在面对家庭成员成为肺癌患者的压力和危机的时候，需要进行自我修复、适应及成长，从而很好地应对家庭出现的改变。

晚期肺癌患者由于肿瘤、胸腔积液、感染、疼痛等症状，生活质量逐渐转差，家人尽量多给予患者关爱；如果能够把爱"说"出来，对于患者来说也是无比幸福的事情。如果可能，尽量尊重患者自己的选择，让患者觉得自己能够掌控自己。家庭康复对于肺癌患者从容面对疾病、调整心理状态有着重要的作用。家人间应该保持有效的沟通，相互支持和理解，对可能出现的家庭变故，积极面对。充分动员家庭中各个成员的角色分工，经济条件可以支撑、必要的时候，可以借助社会服务机构以减轻照顾者的负担，尽量保证家庭成员生活的正常运转。

七、定期复查，重视随访

肺癌治疗后康复期，需要进行定期随访。其目的为监测肿瘤变化，及早发现复发及转移。即使手术根治后的肺癌，仍有一定的比例出现复发。因此在肺癌手术、化疗或者放疗后的康复期，需要重视肺癌的定期复查，随访观察。进行常规的全身检查，从而及早发现出现的复发或者转移病灶，及早干预及治疗，以免病情进一步进展延误治疗时机。

温馨提示

肺癌治疗中，定期复查目的是进行疗效的评价及毒性的检测。即使在治疗有效的时候，也不能忽视进行不良反应的监测检查。一些不良反应容易发现，比如皮疹、恶心、呕吐，一些不良反应不容易发现，比如肝功能异常、血常规异常、心脏异常等，必须经过抽血化验、心电图检查、心脏超声等才能发现。需要定期复查，监测不良反应，及时给予必要的治疗。

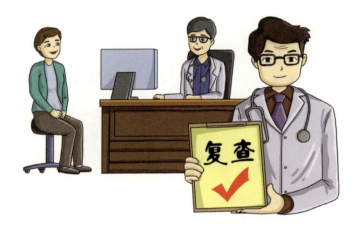

为什么肺癌治疗中需要定期复查?

①需要通过检查监测治疗的疗效;②需要通过检查监测治疗的副反应

张　卉　李　波　李　静　撰

胡明明　王子彤　校

张同梅　张　英　审

后记

　　世界卫生组织的全球烟草流行监测报告显示，每年烟草使 800 多万人失去生命，其中约有 700 万人死于吸烟导致的疾病（包括肺癌），有 120 万人死于"二手烟"暴露所致的疾病。2018 年全国成人烟草流行调查结果显示，我国 15 岁及以上人群吸烟率为 26.6%，其中男性为 50.5%，女性为 2.1%，据此计算，目前我国 15 岁及以上吸烟者为 3.08 亿（男性 2.96 亿，女性 1180 万）。值得注意的是，电子烟的使用数量在我国呈上升趋势，正在使用电子烟的人数已超过 1100 万，其中年轻人使用比例相对较高，15—24 岁年龄组最高。

　　众所周知，烟草是肺癌发生的重要致病因素，吸烟者会伴随着吸烟指数（每天吸烟的支数乘以连续吸烟烟龄）的增长而成为肺癌的高危人群，罹患肺癌的风险将会增加。烟草对健康的危害巨大，我国每年有 100 多万人死于吸烟，超过因艾滋病、结核、交通事故及自杀死亡人数的总和，如不采取有效行动，到 2030 年死亡人数将会增至每年 200 万人，到 2050 年将会增至每年 300 万人。

随着我国人口老龄化、城镇现代化、农村城市化进程加快，环境污染包括大气污染和室内空气污染日趋严重，我国肺癌的发病率一直呈现持续上升的趋势。2022 年国家癌症中心提供的 2020 年我国恶性肿瘤流行病数据显示，肺癌新发病例人数 81.6 万，占癌症新发病例的 17.9%；肺癌死亡人数 71.5 万，占癌症死因的 23.8%。肺癌无论发病率还是死亡率，仍位居癌症之首。肺癌的防治已成为我国各级政府和卫生行政管理部门公共卫生工作的重点。我们希望全社会要关注肺癌的防、筛、诊、治、康，有效地做好肺癌的预防和筛查工作，让更多的人远离肺癌；积极推动肺癌的胸部 CT 筛查，尽早发现早期肺癌，运用人工智能技术和液体活检项目，科学精准地管理好肺部小结节；运用近年来研发的肺癌诊断新技术、新手段和新方法，使肺癌的临床分期更加精准，包括分子分期；及时更新国家层面制订的《中国原发性肺癌诊疗规范》，并组织肺癌领域专家进行全国巡讲，进一步规范我国肺癌诊疗的临床行为。同时，将近年来我国在肺癌的诊断、治疗方面的新技术、新药物，出台的新规范、新指南通过媒体传递给社会，让百姓知晓，让患者放心，让家属宽心，共同坦然面对肺癌。我们更要重视肺癌患者的全过程管理，重视心理呵护，加强心理干预，规范心理治疗。

希望本书能帮助民众加深对肺癌的防、筛、诊、治、康的认识，知晓肺癌防治的科普知识，并积极行动起来。肺癌患者通过了解书中的内容，能够坦然面对肺癌，科学治疗肺癌。让我们同媒体朋友和肺癌患者及家属共同携手努力，践行并实现《"健康中国2030"规划纲要》中的各项目标。

在本书面世之际，我谨代表中国抗癌协会科普宣传部和科普专业委员会，衷心感谢给我们支持的各位编写专家、新闻媒体、企业和出版界的朋友，感谢广大读者对本书的关注，希望有更多的人阅读本书。

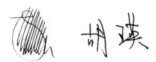

相 关 图 书 推 荐

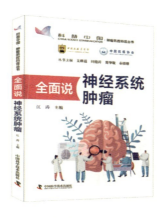

江 涛 主编

　　本书为"科普中国·肿瘤防控科普丛书"之一，聚焦于神经肿瘤领域，深入涉及肿瘤的预防、筛查、诊断、治疗、康复五方面内容，以通俗易懂的文字和图文并茂的方式，致力科学实用和全面准确。

　　本书旨在揭开神经肿瘤的神秘面纱，为患者和家属提供详尽的信息和有力的支持。本书不仅以问答的形式汇编了临床实践中最常见的问题，包括肿瘤基础知识、筛查方法、诊断流程、治疗原则、手术前后护理以及出院后的关注事项，还梳理了众多患者普遍关注的问题，用通俗的语言解答，经过无数日夜的精心整理，最终绽放出本书。

　　这本书不仅适合患者及其家属阅读，还对神经外科医生和对神经肿瘤领域感兴趣的一般读者都极具价值。

相关图书推荐

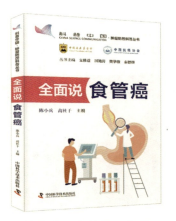

陈小兵　高社干　主编

　　《全面说食管癌》以提高大众健康素养，克服患者恐癌心理，全面普及食管癌防治知识，实现普通大众从"无知有畏"到"有知无畏"的转变为初心，汇聚了国内多家医院的编写团队，凝聚了各位专家学者多年的心血和智慧。

　　全书共分为5章：第1章介绍了食管癌的基本知识，第2章介绍了食管癌的早筛手段，第3章讲解了食管癌的诊断方法和标准，第4章阐述了食管癌的不同治疗手段，第5章讲述了食管癌康复的内容。

　　该书通过生动的案例、精美的插图、简洁易懂的文字，向广大读者传递科学、实用、全面的食管癌知识。

相 关 图 书 推 荐

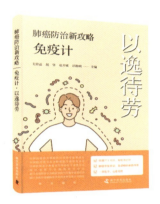

支修益　胡　坚　赵青威　汪路明　主编

　　癌症，谈虎色变的主题。肺癌，位居我国癌症发病率之首。肺癌防治新攻略系列丛书从预防、早诊到治疗全方位描述了肺癌防治的前沿策略与方法，包括当前肺癌诊疗新技术、微创外科治疗、放化疗、靶向治疗、免疫治疗、中医调理和康复等。

　　本书是肺癌免疫治疗分册。人体免疫系统复杂精妙，层层构筑起防火墙。而肿瘤细胞则擅长钻空子，导致祸起萧墙。近年来，免疫治疗是肺癌防治重要进展之一，能够帮助人体修补免疫漏洞，清理门户，杀灭肿瘤细胞，并已展现出巨大潜力。免疫治疗如同我国《三十六计》中"以逸待劳"的奇谋妙计，只有做好自身免疫防御，用好科学的免疫治疗药物，才能笑看风云，宠辱不惊，坦然面对肺癌，健康快乐生活。